当代神经外科诊疗进展

唐晓平　李宗平　刘　凯
邓星海　徐庆余　杨金理　主编

U0254000

上海科学技术文献出版社
Shanghai Scientific and Technological Literature Press

图书在版编目(CIP)数据

当代神经外科诊疗进展 / 唐晓平等主编. — 上海：
上海科学技术文献出版社, 2024
　　ISBN 978-7-5439-9037-1

　　Ⅰ.①当… Ⅱ.①唐… Ⅲ.①神经外科学－诊疗
Ⅳ.①R651

　　中国国家版本馆 CIP 数据核字(2024)第 086472 号

责任编辑:付婷婷
封面设计:崔爱红

当代神经外科诊疗进展
DANGDAI SHENJING WAIKE ZHENLIAO JINZHAN
唐晓平　李宗平　刘　凯　邓星海　徐庆余　杨金理　主编
出版发行:上海科学技术文献出版社
地　　　址:上海市长乐路 746 号
邮政编码:200040
经　　　销:全国新华书店
印　　　刷:江苏图美云印刷科技有限公司
开　　　本:787mm×1092mm　1/16
印　　　张:7.5
字　　　数:180 000
版　　　次:2024 年 4 月第 1 版　2024 年 4 月第 1 次印刷
书　　　号:ISBN 978-7-5439-9037-1
定　　　价:78.00 元

http://www.sstlp.com

《当代神经外科诊疗进展》
编 委 会

前　言

随着科学技术的不断发展和人们对神经系统疾病的深入研究,神经外科学的发展日新月异。新设备、新技术的应用,使该学科许多疾病的治疗取得了令人瞩目的成就,同时神经外科手术学也取得了很大的进步,提高了手术治疗效果。临床医师必须不断学习,与时俱进,才能更好地为患者提供高质量的医疗服务。为了适应社会的发展,满足广大从事医疗领域工作的医护人员的要求,进一步提高神经外科从业医师的诊疗水平,特编写此书,供广大医务工作者阅读借鉴。

本书从实用性出发,主要介绍了神经外科常见疾病的诊断、鉴别诊断与治疗方法,全书内容主要包括病史采集和神经系统检查、神经系统肿瘤、脑动静脉瘘等内容。编写过程中注重吸收近年来国内外先进救治技术,内容规范,实用性强,尽可能反映新理论、新概念、新的诊断及诊疗方法,以帮助读者进一步了解神经外科学的新进展。

本书在编写过程中,借鉴了诸多神经外科诊治相关的临床书籍与资料文献,在此表示衷心的感谢。由于编写时间仓促,难免有不足之处,恳请广大读者谅解,并给予批评指正,以更好地总结经验并在再版时更正,达到共同进步、提高临床神经外科疾病诊疗水平的目的。

编　者

2024 年 1 月

目　录

第一章　病史采集和神经系统检查

第一节　病史采集

神经系统疾病的诊断是根据病史资料和检查结果综合分析而得出的。因此，完整与确切的病史是诊断疾病的重要依据。从病史资料中可获得关于损害部位和病变性质的初步印象。有些典型的疾病，如原发性癫痫、偏头痛、周期性瘫痪等，在发作间期常查不到阳性体征，须根据病史做出诊断。神经系统疾病病史采集的方法基本上与一般内科疾病相同，亦包括现病史、既往史和家族史。

一、现病史

现病史是病史中最重要的部分，包括主诉和每个症状发生的时间、方式和性质，有无明显的致病或诱发因素，症状的情况，曾经治疗的经过、效果，以及病程中有无缓解和复发等。一般而论，急骤起病的神经系统疾病病因常为血液循环障碍、急性炎症、外伤等，而缓慢起病的神经系统疾病病因则多为肿瘤、变性及发育异常性疾病。询问病史时应尽可能避免带有暗示性的提问。对于患者所说的每一个症状，都要详细了解其真正的含义。如患者所诉的"发麻"可能是代表皮肤感觉的减退、缺失或异常，亦可能是指肢体运动不灵或肌肉营养障碍所引起的感觉。应进一步了解患者所诉症状是指医学上的哪些功能障碍。如患者所说的"头晕"，在患者的理解中可能是指头重脚轻的感觉，也可能是指眼花缭乱、视物模糊或思想糊里糊涂，还可能是指自身或周围物体出现了旋转、摇晃的感觉。应进一步询问患者的体验，得出正确的理解。

应详细地询问症状发生的先后次序，尤其应了解其最早出现的症状，有助于定位病变。如患者诉说头痛、呕吐。经探询病史，患者已有一侧听力减退多年，并逐渐发生同侧面部麻木、眩晕、步行不稳，最近数月才出现头痛、呕吐。根据这样的病史，该患者的病变可能位于一侧的脑桥小脑角。

常见症状的病史询问应注意以下几点。

（一）头痛

应询问头痛的部位（整个头部还是局限于某个部位）、性质（胀痛、跳痛、撕裂痛、箍紧痛、钻痛、割锯痛或隐痛）、时间（早晨、午后、晚间）、规律（持续性、发作性）、程度、伴发症状（恶心、呕吐、视力减退、眩晕、闪光、畏光、复视、瘫痪、昏迷等），引起头痛的可能原因，以及加剧和减轻头痛的因素等。

（二）疼痛

应询问疼痛的部位、发作时间、频度、性质和散布情况。引起发作或加剧的原因。以及各种治疗的效果。

（三）麻木

应询问麻木的性质（感觉减退、缺失、过敏或异常、热感、冷感、重感、触电感、针刺感等）、分布、传播、发展过程。

（四）惊厥

应询问起病年龄、发作情况（全身性、局限性），有无先兆，发作时间、频度，发作时意识，诱发因素（睡眠、饮食、情绪、疲劳、经期、精神受刺激），伴发症状（尖叫一声、发绀、舌唇咬破、口吐血沫、大小便失禁、跌倒受伤等），病程经过（病前有无头颅外伤、发热惊厥、脑炎、脑炎史、寄生虫病、是否曾服用过抗痫药），家族史等。

（五）瘫痪

应询问瘫痪部位、起病缓急、肌张力改变情况、肌肉萎缩情况和伴发症状（麻木、疼痛、失语、排尿障碍、不自主运动等）。

（六）视力障碍

视物不清可能是指视力减退，也可能是视野缺损、屈光不正、眼肌瘫痪而致的复视、眼球震颤。视力减退可以是眼部疾患所致，也可以是神经系统疾患所致。对出现复视的患者，应进一步了解复视出现的方向、实像与虚像的位置关系和两者的距离，以及了解是否曾发生单眼复视。

二、既往史

既往史对病因及鉴别诊断也具有重要意义。应询问患者的生长和发育情况、个人嗜好、有无冶游史，以及有无地方病史和疫水接触史。在对过去病史的询问中应特别注意既往传染病史，以及有无恶性疾病史。很多传染性疾患可引起神经系统的并发症，如麻疹、水痘、天花、腮腺炎和猩红热后可继发急性弥散性脑脊髓炎，钩端螺旋体病可引起脑血管疾病（脑动脉炎），心脏病（瓣膜病、心房颤动等）可引起脑栓塞，糖尿病可引起多发性末梢神经炎或糖尿病性脊髓病，癌症可引起各种神经系统并发症或肌病。

三、家族史

一些神经系统疾病与遗传有关，如进行性肌营养不良症、慢性进行性舞蹈症（亨廷顿舞蹈症，即 Huntington 舞蹈症）、遗传性共济失调等往往有明显家族史。应询问其直系亲属及其他亲属有无类似疾病，以及有无近亲婚配情况。

病史记录应详尽而不烦琐，系统、有序、有重点。对于昏迷者、婴儿以及有精神失常的患者，应尽可能从其家属、亲友或同事处获得较可靠的病史资料。

第二节　神经系统检查

神经系统检查是一项细致而复杂的工作,应认真、细致,并要取得患者的配合。为了减少翻动患者和减轻患者的疲劳,应与全身一般检查同时进行。依次自头部及脑神经开始,其后为颈、上肢、胸、腹、下肢及背部,最后观察其站立姿势及步态。检查既需要全面,又应掌握重点。检查时应进行左右比较、上下比较。对于重危急诊患者,应根据病情进行最必要的检查,以便立即抢救,待病情稍稳定后再进行有关方面的补充检查。

检查结果应按精神状态(高级神经活动)、一般检查、脑神经、运动、感觉、反射等项目依次记录。

一、高级神经活动

(一)意识

意识即觉知,心理学上即指人对客观现实的自觉的反应。意识的检查即检查患者对外界的反应状况。

1.常见的意识状况

意识状况按觉知的程度分为清醒、意识模糊、谵妄、嗜睡、昏睡和昏迷。

(1)意识模糊(或称朦胧状态):表现为意识清醒度降低,意识范围缩小,有不同程度的注意涣散和定向障碍。对周边事物不注意,会认错人和事,思维慢、连贯差。可出现幻觉和恐惧,重则可进入昏迷状态。

(2)谵妄:意识清醒度显著降低,常出现视幻觉和错觉。患者有紧张、恐惧、烦躁不安、叫喊、冲动、伤人或自伤等表现。常见于昏迷前的急性脑病、高热等患者。

(3)嗜睡:患者长时间处于睡眠状态,刺激后能被唤醒。醒后意识活动接近正常,但反应迟缓,注意力不集中,对周围环境状况识别力差,刺激停止后即又进入睡眠状态。

(4)昏睡:睡眠状态进一步加深,要进行反复强刺激才能唤醒。醒后精神活动迟钝,能睁眼,对问话仅能做简单回答,言辞含糊不清,常答非所问,很快又进入睡眠。

(5)昏迷:貌似睡眠状态,但意识活动全部丧失,对外界各种刺激及全身的生理需求完全不能感知。给予任何刺激均不能被唤醒,脑电活动可能呈现 α 节律,但没有睡眠和觉醒周期。深昏迷时,各种反射包括角膜反射、瞳孔反射、咽反射及腱反射均消失,肌张力降低。临床上可以从某些反射(如吞咽、咳嗽、瞳孔对光反射、角膜反射、腱反射消失等)的存在或消失作为判别昏迷深浅程度的指标。

2.特殊意识障碍

(1)无动性缄默:大脑半球及传出通路无病变,但丘脑或脑干上行性网状激活系统有病损。患者仍能注视周围环境及人物,但不能活动或言语,貌似清醒,故又名醒状昏迷。患者大小便失禁,尚能吞咽,无锥体束征,强烈刺激不能改变其意识状态。多为脑部严重损害而存活的后遗症。

（2）去大脑皮质综合征：双侧大脑皮质广泛损害，功能丧失，而皮质下功能仍保存。常见于严重脑外伤、缺氧或感染后。患者能无意识地睁眼、闭眼或转动眼球，但眼球不能随光线或物品而转动，貌似清醒，但对外界刺激无反应。有抓握、吸吮、咳嗽等反射和无意识的吞咽活动。四肢肌张力增高，双侧锥体束征阳性，上肢屈曲，下肢伸直，称为去皮质强直。去大脑强直是四肢均为伸性强直。

此外，闭锁综合征是因脑桥腹侧基底部病变损害皮质脊髓束及皮质脑干束而引起的特殊状态。患者意识清楚，仅能以眼球活动表达是非，又称去传出状态、脑桥腹侧综合征、Monte-Cristo综合征等。可由脑血管病、感染、肿瘤、脱髓鞘病等引起。

（二）认知

认知是指人的认识过程的心理活动内容，包括注意、记忆、语言、思维、问题的解决和决策等高级认知过程。当患有神经系统疾病时，认知过程可以出现活动紊乱，亦是高级神经活动的紊乱状态。神经系统体格检查中应当包括两部分的检查，即一般精神状态和语言的检查。

1.一般精神状态的检查

简易精神状态检查量表（mini mental status examination，MMSE）为筛选认知障碍患者最常用的量表，通过检查了解患者的基本认知状态（表1-1）。为判断神经系统疾病患者的日常生活能力亦可应用日常生活能力量表进行评估（表1-2）。

表 1-1　简易精神状态检查量表（MMSE）

姓名	性别	年龄		文化程度
电话	住址			
评定时间	年	月	日	
躯体疾病：(1)健康　(2)卒中史　(3)高血压　(4)糖尿病　(5)其他疾病(请注明)				
临床诊断：(1)正常老年人　(2)阿尔茨海默病(AD)　(3)血管性痴呆　(4)其他痴呆				
	最高得分	实际得分		
定向能力	2	（　）1.今年是哪一年		（　）2.现在是什么季节
	2	（　）3.现在是几月份		（　）4.今天是几号
	2	（　）5.今天是星期几		（　）6.现在我们在哪个省、市
	2	（　）7.您住在什么区(县)		（　）8.住在什么街道
	2	（　）9.我们现在在第几层楼		（　）10.这儿是什么医院
记忆力	3	（　）11.现在我要说三样东西的名称，在我讲完之后，请您重复说一遍，请您记住这三样东西，因为等一下要再问您的："皮球、国旗、树木"(以第一次答案记分)		
		皮球（　）　　国旗（　）　　树木（　）		
注意力	5	（　）12.现在请您从100减去7，然后从所得的数目再减去7，如此一直计算下去，把每一个答案都告诉我，直到我说"停"为止(若错了，但下一个答案是对的，得1分)		

(续表)

		93( ) 86( ) 79( ) 72( ) 65( )
回忆能力	3	( )13.现在请您告诉我,刚才我要您记住的三样东西是什么
		皮球( ) 国旗( ) 树木( )
语言能力	2	( )14.(访问员拿出手表)请问这是什么?(拿出铅笔)请问这是什么
	1	( )15.现在我要说一句话,请清楚地重复一遍,这句话是"四十四只石狮子"(只说一遍,只有正确、咬字清楚的才记1分)
	1	( )16.(访问员把写有"闭上您的眼睛"大字的卡片交给受访者)请照着这张卡片所写的去做(如果他闭上眼睛,记1分)
	3	( )17.访问员说下面一段话,并给他一张空白纸,不要重复说明,也不要示范 (1)用右手拿这张纸 (2)再用双手把纸对折 (3)将纸放在大腿上
	1	( )18.请您说一句完整的、有意义的句子(句子必须有主语、动词,并有意义),记下句子
	1	( )19.请您按样子画图

注:①最高得分30。②痴呆严重程度分级方法:轻度>21,中度10~20,重度<9。③未治疗的轻、中度 AD 患者 MMSE 每年平均下降3~4分。

表 1-2 日常生活能力量表

项目	评 分				
1.自己搭公共车辆	1	2	3	4	5
2.到家附近的地方去(步行范围)	1	2	3	4	5
3.自己做饭	1	2	3	4	5
4.做家务	1	2	3	4	5
5.吃药	1	2	3	4	5
6.吃饭	1	2	3	4	5
7.穿衣服、脱衣服	1	2	3	4	5
8.梳头、刷牙等	1	2	3	4	5
9.洗自己的衣服	1	2	3	4	5
10.在平坦的室内行走	1	2	3	4	5
11.上下楼梯	1	2	3	4	5
12.上下床、坐下或站起	1	2	3	4	5
13.提水煮饭、洗澡	1	2	3	4	5
14.洗澡(水已放好)	1	2	3	4	5
15.剪脚指甲	1	2	3	4	5

项目	评 分				
16.逛街购物	1	2	3	4	5
17.定时去厕所	1	2	3	4	5
18.打电话	1	2	3	4	5
19.处理自己钱财	1	2	3	4	5
20.独自在家	1	2	3	4	5

2.语言的检查

在听取患者主诉或在交谈中可以了解患者的语言能力和有否言语障碍。言语障碍由构音障碍和语言障碍两大部分所组成。前者系由表述语言的发音、构音器官和肌肉疾病或协调障碍所引起;后者为大脑皮质功能区的结构破坏所引起,称为失语。

(1)失语的检查。

1)自发语言:听患者讲述病史是否流利,有否错词、错句。

2)对话:与患者对话,一个问一个答。通过对话了解患者能否听懂问题,或有否表达困难与错误。

3)阅读理解:让患者阅读报纸或短文,请患者读出来,然后询问所读文章或新闻的内容与意义,借以了解患者的阅读与理解能力。

4)复述:检查者讲一句话或读一行文字,令患者复述。

5)书写:令患者书写姓名、地名等。

通过这5个内容的语言检查,可以明确失语的类型和皮质主要的受累部位。

(2)失语分类:失语分类方法和皮质代表区的部位各家略有差异。从大脑皮质的前半部与后半部可将语言中枢区分为前语言区和后语言区。前语言区包括布罗卡区、书写皮质区,后言语区包括 Wernicke 区、阅读皮质区、言语形成区。凡右利手者,上述言语皮质均在左侧优势半球,而左利手者仍有 40% 的语言区在左侧半球。临床上,失语分为以下几种。

1)运动性失语:又称表达性失语或布罗卡失语。病变位于前语言区(Brodmann 44、45 区)。患者并无咽、喉及舌肌的瘫痪,但不能言语或只能讲 1～2 个简单的字,对别人的言语及书写的文字能理解,但要读出来却有困难,常呈电报式表述,然而用词一般不会错。

2)感觉性失语:又称韦尼克失语症(Wernicke 失语)或听觉性失语,系后言语区(Brodmann 20、40 区)病变引起。患者发音正常,但不能理解别人及自己的言语。严重时别人完全听不懂他讲的话。模仿别人讲话的能力亦减退。患者有严重的言语缺陷,但无内省力。

3)命名性失语:又称遗忘性失语。因语言区的顶叶后下部、角回附近言语形成区(Brodmann 39、40 区)病变引起。患者称呼物体名称的能力丧失,但能表达如何使用该种物件,当别人讲出某物名称时,患者能辨别对方讲得是否正确。患者自我表述经常错误,常有错词、错句,但完全能理解所问的问题。

4)传导性失语:系指额叶、顶叶及颞叶深部弓形纤维的阻断,特别是岛叶附近病变所引起。特征为复述困难的失语。失读系左侧(或主侧)缘上回附近病变引起。患者不失明,但对视觉性符号的认识能力丧失,因此不识词句及图画。失读和失写常同时存在,患者既不能阅读又不能书写。

5)全失语:患者既听不懂,也无法表达。

6)失写:即书写不能,多认为系左侧(或主侧)额中回后部病变引起。患者无手部肌肉瘫痪,但不能书写,抄写能力尚保存。常合并有运动性失语或感觉性失语。

7)失用症:即运用不能。患者的肢体无瘫痪、感觉障碍及共济失调,但不能准确完成有目的的动作。对日常用品的正确使用、职业性的工作、乐器的弹奏等均发生障碍。对所出示的物品虽能认识,但不能运用。患者不能按检查者的要求使用梳子梳头、牙刷刷牙、钥匙开门、钢笔写字等。右利手者,左侧大脑半球较广泛的病变如顶叶缘上回、胼胝体及额叶病变较易产生失用症,局部小病灶很少引起这种症状。

在失语检查时,在患者注意力集中,能合作,视、听力正常,肢体无瘫痪的情况下才能有可靠的结果,事先应了解患者的文化水平,是右利手还是左利手。失用的检查,可根据执行命令动作是否能完成,如用头梳梳头、用钥匙开门、点香烟等。另要观察模仿动作是否有困难等。

(3)构音困难:可由下列疾病引起。

1)肌肉疾病皮肌炎及重症肌无力均能影响咽喉肌而致构音困难。面肩肱型肌营养不良症,由于面肌瘫痪可影响发音。

2)下运动神经元疾病是产生发音困难的常见原因。各种引起吞咽、迷走、舌下神经的周围性或核性麻痹的疾病,均可导致发音不清、无力,或带鼻音。如运动神经元疾病、延髓空洞症、急性多发性神经炎及后颅窝肿瘤、小脑后下动脉血栓形成等。

3)上运动神经元疾病一侧的锥体束病变只引起暂时的发音困难。两侧锥体束损害则有构音不清、发音困难。构音困难是假性延髓性麻痹的临床表现之一,如脑血管意外后、运动神经元病、多发性硬化等。

4)锥体外系疾病由于肌张力增高而影响随意运动,或由于有不随意运动,均可影响发音的清晰或流畅,如帕金森病、各种舞蹈症、肝豆状核变性等疾患。

5)小脑疾病由于发音肌的共济失调而致声音音调不一,音节断续停顿或有所谓吟诗状言语,或因发音生硬而引起暴发性言语。

二、一般检查

一般检查与内科体格检查相同,应注意以下几点。

(一)对称性

对称性即在望诊中注意头面部对称与否、肢体长短和粗细对称与否。

(二)全面性

全面性是指对身体各部分进行系统检查。但是,从神经系统固有特点出发,应特别注意下列几点。

1.头面部

注意头面部形状、大小,有无伤痕、肿块,有无静脉充盈、颅骨缺损、局部压痛,有无血管杂音以及头面部色素沉着、结节等。对于小儿应注意前囟张力、有无颅缝分离。

2.颈部

注意颈部有无颈项强直、颈椎压痛,转动是否受限。颈动脉搏动是否对称、有无血管杂音等。屈颈有否阻力,或有否下肢屈曲疼痛等。其他如颈淋巴结、甲状腺及肿块等检查亦不可忽略。

3.脊柱

注意脊柱有无畸形、压痛、叩击痛,以及窦道等。

三、脑神经的检查

(一)嗅神经检查

用盛有气味而无刺激性溶液的小瓶(如薄荷水、松节油、玫瑰水等),或用患者熟悉的香皂、香烟等,嘱患者闭目并用手指揿按住一侧鼻孔,然后将上述物品置于患者鼻孔下,嘱患者说出嗅到的气味。左右鼻孔分别测试。嗅神经损害时,则可出现嗅觉减退或消失。应注意嗅觉障碍是否因鼻腔本身疾病产生。

(二)视神经检查

1.视力

视力检查一般可用视力表,分别测定两眼的视力,<1.0即为视力减退。视力减退到0.1以下不能用视力表检查时,可嘱患者在一定距离内辨认检查者的手指(指数、手动),记录其距离以表示视力,如1 m数指、20 cm手动等。视力减退更严重时,可用手电筒光检查,最严重的视力障碍(即失明)光感会消失。视力检查时,需注意患者有无白内障、屈光不正及角膜薄翳等影响视力的眼部病变。

2.视野

视野是患者正视前方、眼球不动时能看到的范围。一般可用手试法,分别检查两眼视野。患者与检查者对面而坐,相距约1 m,双方各遮一眼(如检查患者左眼时,患者用右手遮其右眼,左眼固定注视检查者的右眼),检查者以手指在两人中间分别从上、下、内、外的周围向中央移动,嘱患者一见手指即说出。检查者根据自己的正常视野与患者比较,可粗测患者视野有无缺损。精确的测定需用视野计。视野在各方面均见缩小者,称为向心性视野狭小。在视野内的视力缺失地区,称为暗点。视野的左或右一半缺失,称为偏盲。

3.眼底

眼底检查一般要求在不扩瞳情况下进行,以免影响对瞳孔变化的观察。正常眼底的视盘为卵圆形或圆形,边缘清楚,色淡红,颞侧较鼻侧稍淡,中央凹陷色较淡白,称生理凹陷。动脉色鲜红,静脉色暗红,其管径的正常比例为2:3。检查时应注意有无视神经盘水肿、视神经萎缩、视网膜及其血管病变等。

(三)动眼、滑车、展神经检查

动眼、滑车、展神经这三对脑神经共同管理眼肌运动,合称眼球运动神经,可同时检查。

1.外观

观察眼裂有无增宽或变窄,两侧眼裂是否等大。有无上睑下垂,眼球有无凸出、下陷、斜视、同向偏斜。

2.眼球运动检查

嘱患者头不动,先向各方位转动,然后注视检查者的手指,并随手指向左、右、上、下等方向移动,如有运动受限,注意其受限的方向和程度。注意有无眼球震颤。

3.瞳孔

正常瞳孔为圆形,两侧等大,随光线的强弱而收缩、扩大。检查时嘱患者向前平视,首先观察双侧瞳孔的形状和大小、是否圆形和相等。瞳孔对光反应的检查:在光亮环境下,嘱患者向光注视,检查者用手遮其双眼,而后突然移去一手,可见瞳孔缩小;在弱光环境下,嘱患者背光注视,用手电筒光从侧面分别照射眼睛,可见瞳孔缩小。正常时感光一侧的瞳孔缩小,称直接光反射;未直接感光的另一侧瞳孔亦缩小,称间接光反射。调节辐辏反射的检查:嘱受检者从看远处突然注视一近物时,出现两眼瞳孔缩小及两眼球内聚。两侧瞳孔不等、异常扩大或缩小、对光反应迟钝或消失,都是重要的体征,可由动眼神经、交感神经或视神经受损所致。一侧瞳孔明显扩大,对光反应及调节反应近乎消失,但对较持久(20~30 s或以上)的强光照射,可出现瞳孔缓慢地缩小,或眼球持续会聚(5 min左右)以后显示瞳孔缓慢地收缩者,称强直性瞳孔(埃迪瞳孔)。双侧瞳孔不等大、缩小、边缘不规则、对光反应迟钝或消失而调节反应存在者,称为阿-罗瞳孔,是海绵窦侧壁交感神经和中脑被盖损害的特征性体征,常见于神经梅毒。

一侧眼交感神经麻痹,称为霍纳(Horner)综合征。出现瞳孔缩小、眼裂狭小和眼球凹陷,并有同侧眼结膜充血及面部无汗者。视神经病变失明时,瞳孔扩大且直接对光反射消失。

(四)三叉神经检查

三叉神经为混合性神经。感觉纤维的分布为面部皮肤及眼、鼻、口腔黏膜,运动纤维支配咀嚼肌、颞肌及翼状内、外肌。

1.面部感觉

以针或牙签尖端、盛冷(热)水的试管、棉花束分别检查面部痛觉、温度觉及触觉。让患者分辨,观察其感觉有无减退、消失和过敏,并定出感觉障碍区域(属周围型或中枢型)。周围型系三叉神经干受损后产生,每个分支有其一定的分布部位,在其分布范围内一切感觉都发生障碍。中枢型系三叉神经核的主核受损时所产生,其分布为同心形排列,或称洋葱皮样排列,即面部最外侧的区域是三叉神经主核最尾端的部分,面部最内侧的区域是主核的头端部分,只有痛觉及温度觉的障碍而触觉无损,即分离性感觉障碍。

2.咀嚼功能

先观察双侧颞肌及咀嚼肌有无萎缩,然后检查者以双手触按患者颞肌、咀嚼肌,嘱患者做咀嚼动作,注意有无肌力减弱;再嘱患者露齿,以上下门齿的中缝线为标准,观察张口时下颌有无偏斜。如下颌偏向一侧,则为该侧翼状肌瘫痪之征。正常人一侧翼状肌收缩时,把下颌推向对侧,两侧翼状肌肌力相等,故张口时下颌无偏斜。当一侧三叉神经运动支受损时,张口时可见下颌偏向病侧。

3.角膜反射

以棉花纤维分别轻触一侧角膜外缘,正常反应为两眼迅速闭合,同侧闭合者称直接角膜反射,对侧闭合者称间接角膜反射。以棉花纤维轻触结膜时亦能引起同样反应,称结膜反射。检查右眼时令患者向左侧看。该反射是通过三叉神经(感觉)、脑桥中枢和面神经(运动)来完成的。角膜反射的消失,为三叉神经第一支或面神经受损所致。

4.下颌反射

令患者放松下颌,检查者以左手拇指或中指轻置于下颌齿列上,右手执叩诊槌轻叩手指,观察有无反射及其强弱程度。反射增强者,提示脑干的上运动神经受损。

(五)面神经

第Ⅶ对脑神经包括面神经和中间神经两部分,前者主要是运动神经,支配除了上睑提肌和咀嚼肌以外的所有面部表情肌;中间神经包括味觉纤维(传导舌前2/3的味觉)、副交感纤维(支配唾液腺、泪腺)及少量体感纤维(传导外耳道的一般感觉和面肌的深感觉)。临床上,面神经的检查仅侧重于面部表情肌的运动及味觉功能。检查时先观察患者的两侧额纹、眼裂、鼻唇沟和口角是否对称,再嘱患者做皱额、闭眼、露齿、鼓腮和吹口哨动作。一侧面神经周围性(核或核下性)损害时,患侧额纹减少,眼裂较大,鼻唇沟变浅,不能皱额、闭眼,露齿时口角歪向健侧,鼓腮或吹口哨时患侧漏气。中枢性(核上的皮质脑干束或皮质运动区)损害时,只出现病灶对侧下半部面肌的瘫痪,因上半部面肌受两侧皮质运动区的支配。味觉功能的检查可让患者伸舌,检查者以棉签蘸少许有味觉的溶液(例如醋、盐、糖、奎宁溶液),轻擦于一侧的舌前部,嘱患者用手指指出某个预定的符号(酸、咸、甜、苦),但不能讲话或缩舌,分别测试两侧。每种味觉试验完毕后,需用水漱口,以免互相干扰。

(六)位听神经(前庭蜗神经)检查

包括两种功能不同的感觉神经——蜗神经和前庭神经。

1.蜗神经

检查听觉可用耳语、表声、捻手指等测定有无听力减退或耳聋,但尚不能鉴别其为感音性或传导性。常用的音叉试验是用频率128 Hz的音叉检查。

(1)林纳试验:试验将已振动的音叉置于乳突及耳旁,测定骨导与气导时间,正常人气导时间大于骨导时间。当传导性耳聋时骨导时间大于气导时间,神经性耳聋时气导时间大于骨导时间,但两者时间均缩短。

(2)韦伯试验:试验将已振动的音叉置于颅顶正中处,比较响声偏向何侧。当神经性耳聋时声音偏向健侧,传导性耳聋时偏向病侧。必要时可做电测听检查。

2.前庭神经

前庭神经受损时患者往往会产生眩晕、恶心、呕吐、眼球震颤和平衡失调。可请五官科医生协助做冷热试验,即外耳道冷温水灌注试验或旋转试验。正常人经由外耳道注入冷、温水或坐旋转椅旋转后出现剧烈眩晕和眼球震颤,前者持续2 min左右,后者持续30 s。前庭器官受损时,反应减弱或消失。必要时可做直流电试验、头位位置试验及眼震电图的描记。

(七)舌咽、迷走神经检查

舌咽神经和迷走神经都起自延髓,两者一起经颈静脉孔穿出颅腔,共同传导腭、咽和喉的感觉和运动。舌咽神经还传导舌后1/3的味觉。检查时注意患者的发音有无嘶哑、伴鼻音,进食或饮水时有无吞咽困难或呛咳,嘱患者张口发"啊"音时,视腭垂有无偏斜、软腭能否上提、两侧是否对称等,再用压舌板分别轻触两侧咽后壁,观察有无感觉及有无作呕。一侧麻痹时麻痹侧软腭较低,不能上提,腭垂偏向健侧,病侧咽壁感觉丧失,咽反射迟钝或消失。迷走神经病损时还有病侧声带麻痹。

（八）副神经检查

副神经支配胸锁乳突肌及斜方肌。检查时嘱患者做对抗阻力的转头与耸肩动作,比较两侧肌力及肌肉收缩时的轮廓和坚实度。一侧副神经病损时,患者不能向病变对侧转头,病侧耸肩也不能,肩部较健侧低下,病侧的胸锁乳突肌和斜方肌出现萎缩。

（九）舌下神经检查

舌下神经支配同侧所有舌肌。检查时嘱患者伸舌,一侧核下性舌下神经麻痹,伸舌时舌尖偏向病侧,病侧舌肌萎缩并有肌束颤动;两侧麻痹时,两侧舌肌均有萎缩和肌束颤动,舌肌不能伸出运动,言语、构音均受影响,食物在口腔内的转动和吞咽都有困难。

四、颈部

观察气管是否居中,颈动脉搏动强弱、是否对称,比较两侧胸锁乳突肌大小。然后嘱患者头部侧转,检查站侧颈肌力是否对称。嘱患者头颈前屈,检查者以右手按压患者前额,检查屈颈肌力,最后可用听诊器听颈动脉有无杂音,必要时可做压颈试验。

五、上肢

（一）望诊

观察皮肤及肌肉的营养情况。皮肤有无萎缩、光滑、粗糙、脱落或增厚,汗毛增多或缺少,出汗过多、过少或无汗,营养性溃疡,指甲变脆等。观察肌肉及皮下组织有无萎缩或肥大僵硬,并注意其分布与范围。观察肢体大小和对称性,并可用带尺测量肢体的周径并记录。测量时应选择生理性骨隆起为定点标准,如上肢的肩峰及尺骨茎突,自其一定距离点的水平上测量肢体的周径。此外,还应注意肢体姿态有无不自主运动,如舞蹈样动作、手足徐动、震颤、抽搐、肌束颤动和挛缩畸形等情况,并将其逐一记录。

（二）运动

1.肌张力

肌张力是指患者在完全放松状态下的肌肉紧张度。检查者伸屈或转动患者的上肢,观察所遇阻力的大小,肌张力减低时肌肉迟缓松软,被动运动时阻力减低或消失,关节的运动范围扩大。肌张力增高时肌肉变硬,被动运动时阻力增高。锥体系受损后出现伸屈肌张力升高,锥体外系损害后出现旋前旋后的肌张力均增高,或齿轮状强直。

2.肌力

肌力是人体做随意运动时肌肉收缩的力量。肌力共分为以下 6 级。

（1）0 级,为完全瘫痪。

（2）1 级,可见肌肉收缩,但不能产生动作。

（3）2 级,肢体能在床面做主动运动,但不能抬起。

（4）3 级,肢体能克服地心引力而做主动运动,即肢体能抬离床面而举起。

（5）4 级,有一定程度对抗阻力的动作。

（6）5 级,为正常肌力。

检查时应进行两侧比较,并注意在生理范围内的差别。

上肢肌群肌力的检查包括各个关节进行展、收、屈、伸各个动作的肌力。轻微的上肢轻瘫不易发现,可做轻瘫试验。令患者做上肢向前(立位、坐位)平举或向上(卧位)伸直而保持不动,如一侧迅速疲劳而逐渐下垂,则该侧有轻瘫。此法可在闭目情况下进行,简称为轻瘫试验。

3.腱反射

叩击上肢肌腱、骨膜或肌肉所引发的反射。检查时患者肢体应放松、对称和位置适当,检查者叩击时的力量要均等。腱反射不对称(一侧增强、减弱或消失)是神经系统损害定位的重要体征。腱反射的强弱可用消失(一)、减弱(+)、正常(++)、增强(+++)和阵挛(++++)来描述。

(1)肱二头肌反射($C_{5\sim6}$):患者上肢半屈,检查者将左手拇指置于患者肘部二头肌肌腱上,右手持叩诊槌,叩击左手中指或拇指,反应为肘关节屈曲。

(2)肱三头肌反射($C_{6\sim8}$):患者外展上臂,半曲肘关节,检查者托住其肘关节,叩击鹰嘴上方的三头肌肌腱,反应为肘关节伸直。

(3)桡骨膜反射($C_{5\sim6}$):患者肘部半屈半旋,叩击其桡骨下端,反应为屈肘、前臂旋前和手指屈曲。

(4)霍夫曼征:检查者用左手托住患者的腕部,以右手示指和中指夹住患者的中指,用拇指向下弹拨患者中指的指甲,如患者拇指和其他手指掌屈,即为阳性反应,提示高颈段锥体束受累,亦可作为生理反射亢进。

(5)掌颏反射:轻划患者手掌大鱼际肌部皮肤,引起同侧颏肌收缩,反射阳性者提示脑桥以上的皮质脑干束受累。

(6)抓握反射及摸索反射:用移动着的物体(如叩诊槌柄)或手指接触受检者的手掌,引起该手的握持动作。如以物体接触受检者的手指时,手移向刺激物,连续触碰则引起手向各方摸索,直到握住为止,称为摸索反射。上述现象见于额叶病变。

4.共济运动

共济运动即协调运动。上肢的共济运动检查方法如下。

(1)指鼻试验:嘱患者将上肢外展并伸直,以其示指指端点触其鼻尖,先在睁眼时进行,然后在闭眼时进行。小脑病变时表现为同侧动作摇摆、过度、碰不准鼻尖等。

(2)快复动作:嘱患者做迅速重复的手掌旋前、旋后动作(轮替运动),或以一侧手指迅速连续轻拍对侧手背。小脑性共济失调时出现病侧动作快慢轻重不一、不协调、笨拙、缓慢等。

(3)误指试验:检查者将伸直示指的握拳手伸至患者前面,嘱患者按同样姿势将一手举起,在落下时(垂直面移动)将示指碰到检查者的示指(亦可在水平面移动),先在睁眼时施行,再在闭眼时施行。如落下(或移动时)有向一侧偏斜而不能碰到检查者示指时,指示该侧小脑有病变;前庭病变时两侧上肢均向病侧偏斜,即误指试验阳性。

(4)肌回跳试验:患者用力屈肘,检查者握住患者腕部向相反方向拉,随即突然松手,正常人由于对抗肌的协同作用,检查者一松手,前臂屈曲立即被制止。小脑病变时,由于缺乏这种协同作用,回收的前臂可反击到自己的身体。

（三）感觉

患者的意识清晰和充分合作是进行感觉检查不可缺少的条件。在检查之前，要使患者了解检查的方法和其重要性。要耐心细致、有重点及注意两侧对比。检查时患者闭目。

1.浅感觉

检查痛觉用针尖轻刺皮肤，温觉用盛冷水（5～10℃）、热水（40～45℃）的试管交替接触皮肤，触觉用棉花束轻触皮肤，让患者说出"痛""冷""热"或有"棉花碰触感"。另可用圆头针的尖端或钝端轮番轻触皮肤来检查痛觉和触觉或轻压觉。有分离性感觉障碍的患者，能够觉到针刺的触觉而感觉不到痛。检查应以远、近端，左右、内外侧等进行比较，并应从缺失区移至正常区。如有感觉减退、消失、过敏等，应标出感觉障碍的部位及范围。

2.深感觉

（1）关节运动觉：将患者的手指做被动运动的向上、向下移动，移动幅度从小开始，如果患者对于轻微的运动不能觉察，可做较大幅度的运动，由此可测定其障碍的程度。

（2）位置觉：嘱患者闭目，检查者将患者一侧的手指有伸有屈做成某种姿势，让患者说出各指所放的位置或用另一手模仿同样的姿势。

（3）振动觉：将振动着的音叉柄（C128）置于骨突起处如手指、足趾、内外踝、膝盖、髂骨、肋骨、胸骨、锁骨、桡骨等处的皮肤上，让患者回答有无振动的感觉。检查也要远近端及左右侧对比。正常老年人的振动觉可以减退。

3.复合感觉（皮质感觉）

（1）皮肤定位觉：以检查者的手指或笔杆等轻触患者的皮肤后，嘱患者用手指出感觉刺激部位。如有差异，可用长度表示，正常的误差在 1 cm 之内。

（2）两点辨别觉：用特制的双规仪（或用两脚规），将其两脚分开到一定距离，接触患者皮肤，如患者感到是两点时，再缩小距离，至两接触点被感觉为一点为止。正常人全身各处的数值不同，鼻尖、舌尖、手指最灵敏，距离小；四肢近端、躯干部最差，距离大。但身体两侧对称部位检测出的距离数值应相同。

（3）图形觉：在患者皮肤上划上几何形象（圆圈、三角形、正方形等）或数字（一、二、十等），观其能否正确地感知而识别。

（4）实体觉：嘱患者闭目，将物体如钢笔、钥匙、硬币等放在患者手中，让其触摸后说出物体的名称。实体觉缺失时，患者虽能说出物体的个别特性如"硬的""冷的"等，但不能辨别物体。

六、躯干

（一）望诊

观察患者胸、腹、背部皮肤，骨骼及运动。注意胸廓是否对称，活动有否受限；两侧胸大肌、背阔肌、斜方肌、冈上肌及冈下肌等有无萎缩或肥大；呼吸时腹肌、胸部活动是否对称；屈颈和起坐时腹肌收缩状况及脐孔移动状况，若屈颈腹肌收缩时脐孔上移者，称为比弗征阳性，常可提示 T_{10} 水平的脊髓损伤。然后观察患者背部有否压疮，脊柱有否畸形、色斑及压痛等。

（二）反射

1.腹壁反射

腹壁反射分上（$T_{7\sim8}$）、中（$T_{9\sim10}$）、下（$T_{11\sim12}$）三部分。患者仰卧,检查者用牙签沿肋缘下（上部）、平脐（中部）及腹股沟上（下部）的平行方向,由外侧向内侧轻划腹壁皮肤,反应为该侧腹壁肌肉收缩。

2.提睾反射（$L_{1\sim2}$）

用牙签轻划大腿内侧皮肤,反应是被划侧睾丸向上提起,正常人两侧可不对称。

3.腹肌叩击反射

检查者以左手按腹壁,叩击检查者手背,观察腹肌收缩状况,左右、上下进行比较。上运动神经元损害者,腹肌叩击反射增高,有一定节段定位意义。

4.肛门反射（$S_{4\sim5}$）

以牙签或针尖轻划肛门附近皮肤,观察肛门括约肌收缩和上提。

（三）感觉

检查胸、腹部的痛觉、温度觉、触觉。检查方法与上肢同。进行左右比较,胸腹部以及腹背部比较,刺激物从减退（或消失）区逐步向正常区移动,以界定感觉减退或缺失的水平。

七、下肢

（一）望诊

观察两下肢的对称性、肌肉萎缩或肥大、肌束颤动等（同上肢）。

（二）运动

1.肌张力

同上肢。

2.肌力

下肢肌群肌力的检查。

（1）髋:屈、伸、外展、内收。

（2）膝:屈、伸。

（3）踝:背屈、跖屈。

（4）趾:背屈、跖屈。

检查下肢有无轻瘫,嘱患者仰卧,举起伸直的下肢,轻瘫侧就不能长久维持此位置。或嘱患者俯卧,将下肢在膝关节处屈曲或成直角,可见轻瘫侧的小腿屈肌明显紧张,且小腿迅速下垂或出现摇摆不稳。

3.反射

（1）腱反射:腱反射包括膝反射和踝反射。

1）膝反射（$L_{2\sim4}$）:坐位时小腿松弛下垂,与大腿成直角;仰卧位时髋及膝关节稍屈曲,检查者托住其腘窝部,叩击膝盖下股四头肌肌腱,反应为小腿伸展。

2）踝反射（$S_{1\sim2}$）:患者仰卧,外展下肢,半屈膝,检查者以手托足跖前部,使足稍背屈,叩击跟腱,反应为足跖屈;或嘱患者跪于椅上,叩击其跟腱。

（2）病理反射:病理反射主要表现为以下几方面。

1）阵挛:①髌阵挛。患者仰卧,下肢伸直,检查者用拇指、示指夹住髌骨上缘,突然向下方推动并维持不放松,髌骨即出现连续上下有节律的颤动。②踝阵挛。患者的膝关节屈曲(约45°角),检查者左手托住腘窝,右手握足前端突然推向背屈,并用手持续压于足底,即出现踝关节连续性的背屈、跖屈节律性颤动。

2）巴宾斯基征:用牙签在患者足底沿外侧缘向前轻划至小趾跟部再转向,阳性反应分为拇指背屈,其他各趾呈扇形散开。正常的跖反射为五趾均跖屈,故此征也称伸性跖反射。

3）查多克征:以牙签由后向前轻划外踝后下方,所见阳性反应同巴宾斯基征。

4）拉塞格征:患者仰卧,将伸直的下肢在髋关节部屈曲,如有腰部或腿部疼痛而阻止下肢的继续上提,即为阳性,系坐骨神经痛的体征。

5）凯尔尼格征:患者仰卧,下肢在髋关节及膝关节处屈曲成直角,检查者将小腿在膝关节处伸直,如有牵拉性疼痛而伸直受限时则为阳性反应,系脑膜刺激症状之一。

4.共济运动

（1）跟膝胫试验:患者仰卧,依次做下列3个动作。第一,将一侧下肢伸直举起;第二,再屈膝将足跟放于对侧下肢的膝盖上;第三,将足跟沿胫骨前缘向下移动。观察此动作是否准确或摇晃不稳。小脑性或感觉性共济失调时此动作不准确或足跟胫骨前缘下移时摇晃不稳。

（2）龙贝格征:即闭目难立征。嘱患者两足并拢站立,两手向前平伸然后闭目。观察患者有无摇摆不稳或倾倒,并注意开眼与闭眼时的区别。感觉性共济运动失调(如脊髓痨)在开眼时虽有摇摆不稳,但尚不倾倒,而在闭眼时会极度不稳而至倾倒。小脑性共济运动失调在开眼时与闭眼时的差异不大。

（3）联合屈曲征:患者仰卧,嘱其两手交叉于胸前坐起。正常人坐起时两下肢可紧贴床面而不离开。小脑病变时可见下肢上抬,是因不能协同地收缩髂腰肌和臀肌。

5.立姿与步态

观察患者立位时和步行时有无姿势异常。常见的异常步态如下。

（1）慌张步态:见于帕金森病患者。

（2）醉汉步态:见于小脑性遗传性共济失调和亨廷顿病。

（3）跨阈步态:见于周围神经病、腓神经麻痹等。

（4）痉挛步态:见于脊髓病变,如痉挛性截瘫、脊髓外伤等。

（5）划圈步态:见于脑卒中等半球病变后患者。

（三）感觉

下肢的感觉检查方法与上肢相同。

第三节　神经系统疾病辅助检查

一、脑脊液检查

脑脊液系各脑室脉络丛分泌,从侧脑室经室间孔(Monro 孔)流入第三脑室,通过大脑导水管而进入第四脑室,再经第四脑室正中孔(Magendie 孔)和两侧的外侧孔(Luschka 孔)流至蛛网膜下隙,最后经矢状窦内的蛛网膜粒吸收而进入静脉系统,少部分在脊神经根周围间隙被吸收。

(一)目的

脑脊液检查用于诊断和治疗过程的随访及鞘内给药两大方面。其目的可归纳如下。

(1)各种中枢神经系统感染性疾病的诊断。

(2)颅内出血性疾病的诊断与鉴别诊断。

(3)脊椎管内占位病变的造影。

(4)某些中枢神经系统感染性疾病的椎管内给药,如真菌性脑膜炎。

(5)颅内压力和动力学测定。

(6)放射性核素脑池扫描。

(二)检查的注意事项

1.穿刺部位选择

穿刺部位最常选择在腰椎、延髓池位置。但应注意在腰骶段病变时、穿刺点不要在责任病灶以上。

2.穿刺的禁忌证及可能产生的并发症

如临床拟诊为脊髓压迫症时,在未明确脊髓病变性质之前,不应做腰椎穿刺,更不能做动力学测定;蛛网膜下隙出血或后颅凹占位患者不宜做腰穿测压和动力学试验,前者易加重脊髓症状而致完全截瘫,后者易致脑疝而死亡。

3.局部感染或医源性感染

局部感染或医源性感染易致脑膜炎。

4.检查时间

除急诊外,脑脊液检查一般选择在空腹状态下进行。切忌补液中进行穿刺。

(三)脑脊液的正常值

1.脑脊液量与压力

正常人脑脊液量约为 150 ml,每天更新 4 次,每天分泌 500~600 ml。脑脊液的压力可反映颅内压力。正常人脑脊液压力随测定位置而异。侧卧位腰椎穿刺时,正常压力一般成人为 80~180 mmH$_2$O(1~2 mmHg)。当压力>200 mmH$_2$O 时,提示颅内压增高;压力<70 mmH$_2$O 时,提示颅内压降低。坐位时压力 400~450 mmH$_2$O。脑池穿刺时,压力为 10~30 mmH$_2$O。

2.脑脊液的成分

脑脊液的成分基本上与血液,尤其是与血清成分相当,但它的蛋白质浓度远比血清浓度低。

(1)脑脊液细胞:正常人脑脊液中,细胞以单核淋巴细胞为主,总数不超过 $5×10^9$/L(5 个/mm³),(5～10)×10^9/L 为限。中枢神经系统感染时,脑脊液细胞增多。病毒感染者以淋巴细胞增多为主,细胞总数以数十至数百为计;细菌感染时以中性粒细胞增多为主,细胞数以数千为计。脑出血、蛛网膜下隙出血后亦可有轻度白细胞增多。

脑脊液的细胞学检查包括形态学分类和细胞免疫分泌功能检测,可用于颅内疾病性质和特异性感染病灶的早期诊断,如肿瘤细胞学形态、免疫组化,结核性脑膜炎的免疫酶点技术等。

(2)生化:脑脊液各种生化成分均与血清相似,但浓度各异。其中以蛋白质、糖和氯化物三项指标应用广泛。

1)蛋白质:由于蛋白质成分复杂,脑脊液中蛋白质含量随血脑脑脊液屏障的完善与否而发生改变。2 岁以下儿童和老年人脑脊液中蛋白质含量较高,可达 400～600 mg/L。正常成人脑脊液蛋白质含量为 150～450 mg/L(15～45 mg/dl),脑池液为 100～250 mg/L,脑脊液为100～150 mg/L。蛋白质成分中,2/3 为清蛋白,1/3 为球蛋白。常规检查中,潘氏(Pandy)试验为阴性。蛋白质增高,特别是球蛋白增高时,潘氏试验阳性。神经系统感染、感染性多发性神经根神经炎、脊髓压迫症、颅内肿瘤等均可出现脑脊液蛋白质含量升高。慢性脑(脊)膜炎、脑脊髓恶性肿瘤转移或脊髓压迫症压迫完全时,脑脊液颜色变黄(黄变),蛋白质含量可升高至 1 000 mg/L 以上,腰椎穿刺时,脑脊液流出后立即自凝,称为自凝综合征(Froin综合征)。

2)葡萄糖:正常脑脊液中糖的含量为血糖量的 1/2～2/3,即 2.8～4.2 mmol/L。糖含量降低见于结核性脑膜炎、化脓性脑膜炎、真菌性脑膜炎和癌性脑膜炎,亦见于脑出血和蛛网膜下隙出血的急性期。脑脊液中糖的含量直接受血糖影响,糖尿病患者和静脉注射葡萄糖者均可使脑脊液糖含量增高。

3)氯化物:正常人含量为 120～130 mmol/L(700～780 mg/dl)。细菌性脑膜炎、癌性脑膜炎者和结核性脑膜炎者氯化物含量降低,以后者降低最为明显。病毒性感染时,氯化物改变不大。

(四)特殊检查

1.蛋白电泳

正常脑脊液蛋白电泳组分带与血清的最大不同点是脑脊液中含较多的前清蛋白而血清中没有。进行脑脊液的蛋白电泳检查有助于诊断某些神经系统疾病。正常脑脊液的蛋白电泳值为前清蛋白 4.26%±0.58%,清蛋白 57.4%±6.3%,$α_1$球蛋白 6.01%±2.07%,$α_2$球蛋白 8.14%±1.96%,β球蛋白 16.86%±2.81%,γ球蛋白 10.02%±2.69%。γ球蛋白增高见于中枢神经系统的急性炎症和脑瘤,β球蛋白增高可见于中枢神经萎缩性与退行性病变。

2.免疫学检查

免疫学检查包括免疫球蛋白、免疫活性细胞及特异性抗体的检测。

(1)免疫球蛋白:正常脑脊液中免疫球蛋白含量约为血清的 1/400,即 IgG 含量为 20～40 mg/L,IgA 为 6 mg/L,IgM 测不到。脑脊液中清蛋白含量约为血清含量的 1/230,正常人含量为 200～300 mg/L。中枢神经感染时,脑脊液 IgG 含量和清蛋白均可升高。脑脊液中 IgG

的升高,既可由脑内神经组织的免疫反应引起,亦可由血脑屏障破坏而由血清进入引起。

IgG 生成指数是用作判断有否鞘内 IgG 合成的常用方法。凡 IgG 生成指数>0.7 者,提示鞘内蛋白合成,以多发性硬化症为最常见。

(2)免疫活性细胞:均由淋巴细胞衍生而来,包括小淋巴细胞:为正常人脑脊液中的主要细胞,无特殊的病理意义,占细胞总数 75%。

(3)特异性抗体:恢复期血清特异性病毒抗体效价高于急性期 4 倍以上有诊断价值。脑脊液特异性抗体测定阳性有助于诊断,可证实病毒感染的性质。

(4)脑脊液细胞免疫学检查:多用于研究,极少用于临床诊断。

3.细菌学检查

将脑脊液离心沉淀物制成薄涂片,经革兰染色后在显微镜下查找病原体。如怀疑为结核分枝杆菌,可采用抗酸染色;怀疑为新型隐球菌,则采用墨汁染色。

4.其他特殊检查

(1)聚合酶链反应(polymerase chain reaction,PCR):用于单纯疱疹病毒性脑炎的早期诊断。其法快速、敏感、特异性高,但易因污染而出现假阳性。

(2)酶:脑脊液中酶活性增高的机制较复杂。酶活性测定虽对中枢神经系统疾病的诊断及预后有一定意义,但缺乏特异性。如脑梗死时脑脊液肌酸磷酸激酶(creatine phosphokinase,CPK)、乳酸脱氢酶(lactate dehydrogenase,LDH)增高,但在细菌感染时 LDH 亦增高。

(3)神经化学物质:对脑脊液中儿茶酚胺、血清素、乙酰胆碱等神经递质的测定,有利于了解中枢神经系统的活动与代谢情况及药物疗效。如帕金森病患者脑脊液中 5-羟吲哚醋酸和高香草酸的含量降低。

二、神经影像学检查

神经影像学检查,即神经系统放射检查,包括常规 X 线检查、特殊造影、电子计算机断层扫描术、磁共振成像和血管造影等。

(一)头颅常规 X 线检查

头颅常规 X 线是一种经济简便的检查手段。它具有下列功能。

(1)直接诊断疾病。如可以找到颅骨缺损、听神经瘤的内听道扩大、垂体瘤的蝶鞍扩大、鼻窦炎、颅底肿瘤浸润等直接骨质破坏的证据。

(2)间接提供疾病证据。如脑内钙化点可为脑囊虫病、脑膜钙化可为结核性脑膜炎、颅骨指纹增多提示颅内压力增高等。然而,常规 X 线检查的价值很有限,不能作为颅脑疾病的常规检查。

(二)脑血管造影

血管内注入造影剂显示脑血流供应的方法称为脑血管造影。有颈动脉穿刺注射造影剂和股动脉穿刺导管插入并注入造影剂显示脑血管的方法,后者称为数字减影血管造影术。这种方法于 20 世纪 80 年代开始用于临床检查诊断。由于造影图像经计算机处理,血管不与颅骨重叠,显影清晰,并有实时成像,造影剂用量少的特点。脑血管造影适用于以下情况。

(1)颅内血管病。如颅内动脉瘤、动静脉血管畸形和缺血性卒中脑血管狭窄或闭塞部位的诊断。

（2）了解颅内肿瘤血供情况，或确定颅脑外伤者血肿的位置。

血管造影的主要缺点和局限性如下。

1）碘剂过敏者禁用。

2）有出血倾向或严重肝肾功能损害者。

3）甲状腺功能亢进者。

4）不能良好合作者。

此外，血管造影技术仅提供脑血流供应血管的情况，不提供该区域脑组织的功能情况，亦不能提供非血管性病变的信息。

（三）电子计算机断层扫描（computed tomography，CT）

CT是利用高准直的X线束围绕身体某一部位做一个断面扫描。扫描设备由X线发生系统、X线检测和计算机系统三大部分组成。每个组织单位体积的X线吸收系数称为组织的CT值，单位为Hu。CT技术自1969年首先应用以来，在X线发生源的发射角度和范围，检测器的敏感性、数目，以及计算机的重建系统等方面逐步进行了改进。快速CT每次扫描时间为0.05 s，每秒可完成9次或34次断层，是极好的功能检查工具。这种快速CT除用于心功能扫描之外，还用于脑血管造影，称CT血管造影。CT增强扫描是在注射造影剂后进行CT扫描，它可显示组织的供血情况和血脑屏障破坏情况，为病变性质的鉴别提供依据。目前CT可以用于下列范围的检查。

（1）颅脑外伤的诊断。

（2）急性脑血管病，如脑出血、脑梗死、蛛网膜下隙出血、颅内动脉瘤的诊断和病情演变的随访。

（3）颅内占位病变（肿瘤、脓肿）的诊断。

（4）中枢神经系统炎症性疾病，脑炎、脱髓鞘性疾病的诊断。

（5）脊髓和椎管内外疾病的诊断和鉴别诊断。

（四）磁共振成像（magnetic resonance imaging，MRI）

MRI是利用电子、质子、中子等粒子都具有自旋和磁矩的特性而发展起来的成像技术。MRI检查有两种弛豫时间：T_1和T_2。T_1称为纵向弛豫时间，它反映质子在磁场中产生纵向弛豫所需的时间。脂肪的T_1短，自由水的T_1长。当水分子被大分子吸收后，T_1常延长，例如脑水肿。T_2称为横向弛豫时间，它表示在完全均匀的外磁场中产生横向弛豫的时间。T_2的衰减由共振质子之间的相互磁作用引起，这种作用与T_1正好相反，随质子活动频率的增加而T_2延长。在MRI图像上，不同加权图像有完全不同的表现。例如，脑灰质的T_1和T_2均较脑白质长，T_1加权（T_1W）图像可见脑灰质信号强度较低，脑白质较高；T_2加权时灰质图像较深，白质图像较白；脑脊液的T_1、T_2均长于脑组织，因此脑脊液的T_1加权呈低信号，T_2时呈高信号；头皮和颅骨板障均含大量脂肪而在T_1时呈现高信号；肌肉组织在T_2加权时呈灰色信号。

随着电子技术的发展，目前用于临床的磁共振扫描除常规MRI之外，还有许多新技术扫描，包括以下几种。

（1）磁共振血管造影。用于了解脑血管的血供状态、有无闭塞或动脉瘤。

（2）磁共振弥散成像。利用组织中水的弥散特性，用于缺血性卒中的超早期诊断和多发性硬化新鲜病灶的判断。磁共振弥散张量技术可清楚显示脑和脊髓的传导束及脑内纤维网络连接,为脑功能研究和特殊部位神经损害的诊断提供帮助。

(3)磁共振波谱分析。研究脑组织内氢、磷、肌酐、胆碱和有关代谢产物乳酸、兴奋性氨基酸的含量变化,进行波谱分析。其结果能有效反映某组织的代谢状况和病理生理变化,可用于脑梗死、肿瘤、癫痫和多发性硬化的早期诊断和鉴别。

(4)灌注磁共振。是了解缺血区组织血流的扫描方法,用于脑组织缺血的再灌注状况调查。

(5)血氧水平依赖增强磁共振。是应用脑血流动力学改变与脑功能活动相关的原理检测各种脑功能活动时的血流改变,并用于脑功能的研究,故亦称为功能磁共振。

目前,磁共振可用于下列疾病的检查。

(1)脑血管病:脑梗死超早期病灶的确定,脑血流及灌注状况随访;颅内动脉瘤、动脉狭窄、血管畸形的诊断。

(2)颅内感染性疾病:各种细菌、病毒、真菌、寄生虫的颅内感染,以及小脓肿,特别是后颅凹和小脑脑脓肿的诊断。

(3)脑白质病变、炎性脱髓鞘性脑病、多发性硬化的诊断和随访。脊髓内脱髓鞘病的诊断与随访。

(4)老年神经病的阿尔茨海默病、血管性痴呆、帕金森病等退行性疾病的研究。

(5)颅脑及脊髓肿瘤,特别是颅底、中线和后颅凹占位病变的诊断。

(6)脊髓椎间盘突出、韧带增厚、椎管狭窄以及椎管内肿瘤的诊断。

(7)先天畸形、发育不良和遗传性代谢性疾病的颅骨、脊柱及骨骼与肌肉的检查。

(8)其他不明原因疾病及各种内科病、神经系统并发症。

三、神经电生理检查

(一)脑电图(electroencephalography,EEG)

脑电图是将脑部自发的生物电活动经电子放大器放大100万倍描记出来的曲线图,用于研究脑功能有无障碍。一般在头皮规定部位按"10+20"法放置头皮电极,记录大脑半球电活动。记录颞叶底部的电活动可采用鼻咽电极、蝶骨电极或鼓膜电极。在开颅手术时记录脑电活动为脑皮质电图。

正常成人在清醒、安静、闭眼状态下,大脑半球后部(顶叶、枕叶、颞叶)为α波(每秒8~13次,波幅为20~100μV,平均为50μV),睁眼即消失,闭眼又出现。在半球前部常见β波(每秒14~30次,波幅5~20μV)。慢波是指θ波(每秒4~7次)和δ波(每秒0.5~3.0次)。正常成人两半球前部可有少量(小于10%)θ波,δ波只在睡眠时出现。如慢波增多或清醒时出现δ波为病理现象,慢波表示该电极处的神经元受损或功能受抑制。

儿童脑电活动以慢波为主,随着年龄增长,慢波逐渐减少,α波逐渐增多,但没有明确的年龄界限。5~6岁后枕部α节律渐趋明显,至14~18岁时基本上接近成年人的脑电图。

根据异常脑电波的出现是弥散性的还是局限性的,可以判断病变的范围。EEG虽不能确定病灶的性质(如炎症、肿瘤),但动态观察可帮助判断进行性病变。随着神经影像学的迅速发展,脑电图检查的临床应用正在逐步缩小,目前主要用于下列方面。

1.癫痫的诊断、鉴别诊断

癫痫患者的脑电图异常表现有：棘波、尖波、多棘波、暴发性快节律、每秒3次的棘-慢复合波以及高度节律失常等。这些癫痫波形的出现,统称为癫痫样放电。50％以上的患者在癫痫发作间歇期可记录到癫痫样放电。

2.颅内病变的筛查

颅内病变可根据常见部位区分幕上病变、幕下病变和中线结构病变。幕上病变中75％～90％有异常改变,幕下病变常出现弥散性或阵发性额部慢波异常。中线占位如鞍区或上脑干、丘脑等中线深部占位病变,亦可见对称性阵发性异常放电的脑电改变,但无定位诊断之价值。

3.意识障碍的皮质功能判断

脑外伤、脑缺氧、急性脑血管意外等患者长期昏迷或植物状态时可做脑电图检查,观察有无α波、θ波或δ波的存在。脑电图也可作为判断脑死亡的参考指标。

4.其他

如Creutzfeld-Jacob病(一种朊病毒病)、肝昏迷等,动态观察亦有助于诊断。

(二)肌电图和神经传导检查

1.肌电图检查

将针电极插入骨骼肌,可以记录到肌肉在放松和收缩状态下的电活动。对这些电活动进行分析,可以鉴别肌肉病变是神经源性还是肌肉源性的。

(1)放松状态下的肌电活动:正常肌肉在终板以外的区域记录不到自发电活动,在病变的肌肉中可以记录到几种异常的自发电活动。纤颤电位和正锐波往往提示失去神经支配的病理过程,但在一些炎性肌病如多肌炎中也可出现。束颤电位是一个运动单位或它的一部分自发收缩产生的电活动。虽然可见于正常人,但束颤电位多见于神经源性损害,尤其在病变位于前角细胞的疾病,如肌萎缩侧索硬化中较为多见。肌强直电位是由肌纤维持续、自发地去极化引起的,其波幅由高到低、发放频率由快到慢,声音类似"俯冲的轰炸机",多见于各种非萎缩性肌强直和强直性肌营养不良,也可见于高钾性周期性麻痹、多肌炎、包涵体肌炎等。

(2)肌肉自主收缩时的肌电活动:一个运动单位的肌纤维共同产生的电活动称为运动单位动作电位(motor unit action potential,MUAP)。轻轻地收缩肌肉时,最早出现的MUAP代表针电极附近较小的运动单位,通常以4～5 Hz的频率发放。逐步增加收缩力量,最早募集到的MUAP发放频率可增加到10～11 Hz,随着力量的进一步加大,仅有的一个运动单位已不能满足要求时,则出现第二个MUAP,同时第一个MUAP的发放频率进一步增加。以此类推,当肌肉用最大力收缩时,所有运动单位以最大的频率发放,在电生理上表现为干扰相。这种MUAP发放数量和发放频率上的变化过程称为MUAP的募集。

MUAP的分析参数包括波幅、时限、相位和发放频率,不同肌肉的MUAP正常值也不相同。神经源性损害早期可仅有运动单位数目的减少而不伴MUAP形态的改变。此后,功能正常的运动单位对失去神经支配的肌纤维进行再支配,从而该运动单位所支配的肌纤维数量增多、范围扩大,MUAP表现为时限增宽、波幅增高,常伴有相位的增多。在募集过程中,MUAP募集的减少反映了运动单位数目的减少。在肌源性损害时,肌纤维自身的破坏使一个运动单位范围内的肌纤维数量减少(而不是运动单位数目减少),因此与正常MUAP相比,肌源性时

MUAP 往往时限缩短、波幅降低,多相电位也增多。在募集过程中,即使是轻微的肌肉收缩也需要很多运动单位共同完成,这种现象在肌电图上称为早募集,表现为低波幅的干扰相。

2.神经传导速度检查

神经传导检查分为运动神经传导速度检查和感觉神经传导速度检查。神经传导检查中能够测到的都是传导最快的大直径有髓纤维,包括传导位置觉、本体感觉和触觉的感觉纤维,以及 α 运动纤维。薄髓或无髓纤维传导非常缓慢且兴奋阈值高,因此传统检查方法很难测到。

(1)运动传导速度检查:在运动神经行径的两点或多点进行刺激,并在该神经支配的肌肉上用表面电极记录复合肌肉动作电位,通过测量刺激点之间的距离可以得到运动传导速度。除了传导速度以外,其他常用的运动传导分析参数包括复合肌肉动作电位(compound muscle action potential,CMAP)的远端潜伏期、波幅和时限。异常的运动传导包括远端潜伏期延长、传导速度减慢、远端波幅降低和传导阻滞等。当神经损害以髓鞘受累为主时,运动传导异常表现为远端潜伏期延长和传导速度减慢;当神经以轴突损害为主时,电生理改变主要是 CMAP 波幅降低。

(2)感觉传导速度检查:与运动传导检查不同,在感觉神经行径的一个点进行刺激,在另一个点记录可以得到感觉神经动作电位,直接测量刺激点和记录点之间的距离就可得到感觉传导速度。除了传导速度以外,另一个分析参数是感觉神经动作电位(sensory nerve action potential,SNAP)波幅。异常的感觉传导包括传导速度减慢和电位波幅降低。

神经传导速度检查以其方便、实用、有效和准确的特点为临床医生了解周围神经功能提供了重要的信息。该检查可以精确描述损伤的部位、程度和性质。概括起来,神经传导速度检查的作用包括以下几方面。

1)判断是否存在周围神经损害,尤其当患者有明确感觉障碍时,如果感觉传导异常则提示损害位于背根神经节的远端,而如果感觉传导正常则病变部位位于背根神经节近端。

2)判断是单神经病、多数性单神经还是多发性周围神经病。如果是单神经病,可以帮助定位损害部位。

3)判断周围神经是运动纤维还是感觉纤维损害,或是混合性损害。是髓鞘损害还是轴突损害,或两者都有。

(3)F 波检查:刺激运动神经时,逆向电流沿运动纤维传导至脊髓,小部分前角细胞被激活所产生的动作电位顺向传导至其支配的肌纤维,产生潜伏期明显长于直接肌肉动作电位的迟发肌肉反应,即 F 波。由于 F 波的行径涵盖了周围神经的全程,因此临床上多用 F 波来帮助诊断常规神经传导检查无法触及的近端神经,如神经根的损害等。

3.重复神经电刺激

重复神经电刺激是最常用的检查神经肌肉传递障碍的电生理方法。给予运动神经以低频(2~5 Hz)或高频(20~50 Hz)重复电刺激,可在其支配的肌肉上记录到一连串的 CMAP。

重症肌无力患者单次刺激 CMAP 波幅正常。2~3 Hz 低频重复电刺激可引出最为明显的衰减反应(第 4 或第 5 个 CMAP 的波幅与第 1 个相比较,波幅衰减超过 10% 为异常)。高频刺激 CMAP 波幅可衰减或不变。低频衰减现象也可见于先天性肌无力综合征。

Lambert-Eaton 肌无力综合征(LEMS)时由于突触前膜乙酰胆碱释放减少,单次刺激时

CMAP 波幅明显降低,低频刺激 CMAP 波幅略有衰减,高频(20～50 Hz)刺激后 CMAP 波幅递增超过 100%。

与 LEMS 相似,肉毒毒素中毒也可引起突触前膜乙酰胆碱释放减少。两种疾病的电生理改变类似,但肉毒毒素中毒高频递增的程度不如 LEMS 明显,病情严重者波幅甚至不会增高,由于神经肌肉接头被完全阻滞。

(三)诱发电位检查

刺激周围的感觉器官可在其对应的皮质区域或皮质下的一些中继结构引出电活动,这种电活动被称为诱发电位,反映了所对应感觉通路功能的完整性。虽然异常的诱发电位可以提示传导通路功能障碍,但是无法提示病变的性质。诱发电位应具备以下特征:必须在特定的部位才能检测出来,有其特有的波形和电位分布,诱发电位潜伏期与刺激期之间有严格的锁时关系。由于各种诱发电位的波幅都很低,因此在强大的脑电活动和肌电活动背景下,诱发电位只能通过平均技术才能获得。诱发电位各波的潜伏期、峰间期和两侧的侧差是判断正常与否的指标,而波幅的意义则相对较小。

1.诱发电位的类型

(1)视觉诱发电位(visual evoked potential,VEP)。应用单眼棋盘格翻转模式作为刺激,在枕部中央可以记录到视觉诱发电位,反映从视网膜到视皮层的整个视觉通路的传导功能。通常 VEP 的波形类似 V 字形,其中潜伏期约为 100 ms 的正相波 P100 是临床最为常用的检测波。P100 存在与否以及潜伏期是否延长是评价 VEP 异常与否的最为可靠和敏感的指标。P100 波幅降低的临床意义较小。

(2)脑干听觉诱发电位(brainstem auditory evoked potential,BAEP)。给予单耳重复短声刺激(咔嗒声),用颅顶-耳垂(或乳突)导联可记录到脑干听觉诱发电位。从刺激开始的 10 ms 内依次出现一系列电位,分别代表皮层下听觉通路不同结构的电活动。其中最早出现的 5 个正相波在临床检测中最常用,各波的潜伏期、峰间期和侧差为分析参数。

(3)躯体感觉诱发电位(somatosensory evoked potential,SEP)。给予周围神经电刺激,在头皮和脊柱的相应部位可以记录到躯体感觉诱发电位。其形态和潜伏期取决于刺激和记录的部位。

2.诱发电位的应用

虽然影像技术尤其是 MRI 的发展在一定程度上局限了诱发电位的临床应用,但是 MRI 主要用于了解解剖和结构方面的异常,而诱发电位提供的信息代表各条感觉通路在功能上的完整性,因此两者可相互补充。

VEP 在诊断视神经损害时特别有价值,在发作过后,P100 的异常也可持续存在。将 VEP 用于多发性硬化或视神经脊髓炎的诊断时,最有价值的发现是单眼或双眼 P100 峰潜伏期延长。即使没有视神经损害的临床症状,1/3 的多发性硬化患者也会出现 VEP 异常。

BAEP 能有效地评价周围和中枢听觉通路的完整性,对于第Ⅷ脑神经的损害(如听神经瘤或其他脑桥小脑角的肿瘤)及脑干听觉通路的损害尤为敏感。在确诊的多发性硬化患者中,即使没有脑干功能损害的临床表现,仍有约 1/2 的患者会有 BAEP 异常。对于不能配合电测听的婴儿和儿童,BAEP 能够提示听觉通路是否完好。

SEP 检查通常可作为常规感觉神经传导检查的补充,在对近端感觉传导功能的评价中更是如此。同时记录感觉神经动作电位和 SEP 有助于在各种神经系统病变或一些系统性疾病中(如晚发性共济失调、脊髓延髓型肌萎缩症、肌阵挛、HIV 感染)评价中枢体感通路有无损害。SEP 可用于脊髓损伤、脊髓拴系综合征、脊髓动静脉畸形、亚急性联合变性、脊椎脊髓炎、遗传性痉挛性截瘫等疾病的脊髓功能检查。此外,SEP 检查有助于发现多发性硬化的亚临床病变。有时即使临床症状显示病灶只有一处,SEP 也可揭示 MS 多灶的病变特性。在确诊的 MS 患者中,皮层记录的 SEP 异常率为 50%～86%;在可能型或可疑型的患者中,SEP 的亚临床异常率为 20%～40%。作为 MS 的诊断手段,SEP 和 VEP 较之 BAEP 具有更大的价值;多种诱发电位同时检查时其敏感性优于 MRI,但仅检查其中任何一项时,阳性率均不如 MRI 高。

诱发电位检查还可用于术中监护以及评价中枢神经系统损害的预后。

四、放射性核素显像

脑核素系指放射性核素在神经系统中的应用。它包括普通放射性核素平面脑显像;发射型计算机断层扫描,有单光子发射计算机断层扫描(single-photon emission computed tomography,SPECT)和正电子发射计算机扫描(polyethylene terephthalate,PET);脑脊液间腔扫描。

(一)普通平面脑扫描

普通平面脑扫描曾于 20 世纪 60 年代之后用于脑梗死、脑肿瘤、脑脓肿等的诊断,目前已几乎不用。

(二)发射型计算机断层扫描

发射型计算机断层扫描属于近些年发展的新技术,它是能反映病变的血流和脑代谢的一种检查方法,已在临床应用的有以下两种方法。

1.SPECT

SPECT 是目前国内应用最为广泛的一种放射性核素显像方法。在静脉注射显像剂^{99m}Tc-HMPAO、^{99m}Tc-ECD 后 10～20 min,应用准直探测仪围绕头部做 360°旋转,经 15～20 min 扫描后重建图像,即可见到不同脑区的血流分布情况,可作为大脑各部位脑血流分布情况的分析。但这种脑血流分析为半定量性质,不能提供具体流量,也不能提供该组织的糖代谢情况。目前临床上应用于以下情况。

(1)各种脑血管病早期诊断,如短暂性脑缺血发作(transient ischemic attack,TIA)后的低灌注,急性脑梗死 48 h 内阳性检出率高达 95%。

(2)癫痫发作时,病灶区血流增多,间歇期血流降低,定位诊断的阳性检出率可达 50%～80%。发作时注射放射性核素,阳性检测率可达 100%。

(3)脑肿瘤的定位诊断和是否复发。

(4)了解阿尔茨海默病、帕金森病患者的脑功能。

(5)偏头痛、精神分裂症、闭合性头颅损伤等疾病的诊断。

2.PET

静脉注射短寿命放射性核素标记葡萄糖或受体配体后,研究脑的葡萄糖、蛋白质代谢和各种功能受体(如多巴胺 D_2 受体、地西泮受体)分布及大脑功能的状况。目前较多应用的短寿命放射性核素有^{18}F(^{18}氟)-脱氧葡萄糖,或^{15}O标记CO_2吸入,以及特殊应用的D_2受体、地西泮受体等。临床上主要应用于:

(1)脑肿瘤诊断和鉴别诊断,特别是脑转移瘤、复发瘤者常有高度阳性结果。

(2)脑梗死病程动态观察。

(3)癫痫灶确定。

(4)阿尔茨海默病、帕金森病诊断和治疗的动态观察。

(5)代谢性脑病、脑积水以及其他脑病的脑功能研究。

然而,由于设备复杂、价格昂贵,目前普及尚有许多困难,有待继续努力。

(三)脑脊液间腔显像

利用放射性核素标记物质仅停留于脑脊髓间隙中,不参与代谢,但很快通过蛛网膜从体内清除的特性进行显像。常用方法是:腰椎穿刺或脑室穿刺,注入^{99m}TC-DTPA。注射后10～15 min做脑或脊髓蛛网膜下隙显影,此后分别于1 h、3 h、6 h和24 h做脑池扫描。脑脊液间腔显像主要用于脑脊液循环障碍的定位诊断;为脑积水诊断、鉴别诊断和治疗提供依据;为神经外科分流术后评价疗效提供依据;对脑脊液漏的部位做定位判断。

五、脑血流测定

正常人脑由颈动脉系统和椎动脉系统供应血流,每分钟流经脑的血液量约为1 000 ml,占总心排血量的20%左右。儿童经脑血流量约为400 ml,约占总心排血量的1/3。其中80%的血液是经颈动脉系统进入颅内,仅20%的血液经椎动脉系统进入颅内。该血流量为经脑血流量,不代表脑组织的血流量。人脑的血流量以每100 g脑组织每分钟流经血液量计算,以ml/(100 g·min)来表示。正常人的血流量随检测方法而有些差异。Kety、Schmidt等应用"笑气"(N_2O)的方法测定的正常值为54～65 ml/(100 g·min)。Helmon等以^{133}氙(^{133}Xe)动脉注射法测定的正常值为43.3～60.21 ml/(100 g·min)。应用不同探头记录和分析不同部位的脑血流量为局部血流量。记录局部血流量可将流经脑灰质的血流与白质的血流分开,前者放射性核素清除的时间快,亦称快速流,后者清除慢,又称慢速流。根据瑞典科学家Ingvar的结果,正常人脑灰质血流量为78.2±1.83 ml/(100 g·min),脑白质血流量为20.8±2.7 ml/(100 g·min)。因此,正常人脑灰质的血流量约为白质的4倍。

脑血流量的测定方法很多,并且随着科学的发展而发展。1945—1960年应用N_2O吸入法、拉森(Lassen)等(1955)以放射性核素氪(^{85}Kr)示踪法。1961—1970年应用颈动脉注射^{85}Kr、^{133}Xe,计算清除曲线。1971—1978年应用^{133}Xe静脉注射及^{133}Xe吸入法测定脑血流量。到1978年后,逐步发展出正离子发射扫描、单光子断层扫描,以及Xe-CT、灌注CT(PCT)等方法测脑血流量。然而,PET和SPECT均需放射性核素示踪,前者可以反映局部脑组织的糖代谢以及受体标记与表达情况,能反映该局部组织的功能状况;后者虽然可以反映局部血流状况,但无法做定量计算。因此,非损伤性,又能做局部组织脑血流量液量记录的,仅有^{133}Xe-CT和PCT。它们可以了解不同脑功能状态的脑血流量,以及脑梗死、脑出血病灶周边的血流状况,对临床诊断和治疗有实用价值。

（一）经颅多普勒超声检查（transcranial doppler，TCD）

经颅多普勒超声检查是应用脉冲多普勒的距离选通技术与低频（1～2 MHz）超声束良好的颅骨穿透能力相结合，选择特定的颅骨窗，如颞窗（双侧）、枕大孔窗及眼窗等，直接测定大脑中动脉、大脑前动脉、大脑后动脉以及椎基动脉的血流速度、流量等。TCD 用于下列临床状况。

（1）检查颅底 Willis 动脉环中各血管血流状况，判断有无动脉狭窄或闭塞，有无脑血管痉挛，有无侧支循环，以及有无动脉瘤或动静脉血管畸形。

（2）监测有否栓子脱落。在 TCD 检测中，可以明确动脉栓子是否脱落。特别是伴发心脏病患者，心瓣膜植入后栓子监测，以利缺血性卒中的病因诊断。

（3）药物治疗反应和病情的检测。例如蛛网膜下隙出血后血管痉挛以及药物治疗后血管反应性的了解、溶栓治疗后闭塞血管内栓子移行状况等。

（二）氙^{133}-计算机断层扫描（^{133}Xe-CT）

^{133}Xe-CT 起源于 20 世纪 80 年代末，系利用吸入惰性气体氙（Xenon），根据它在组织中不被吸收和利用的原理，然后经 CT 扫描记录下不同脑组织中氙的分布比例，计算出各区域的脑血流状况的检查方法。该方法可用于下列情况。

（1）急性脑血管患者：包括缺血性卒中患者梗死灶周边的缺血半暗区的界定、脑出血患者血肿周边半暗区的界定。

（2）用于急性颅内外伤：血肿清除后血供恢复的情况和手术疗效的评价。

（3）认知功能障碍：大脑半球和脑室周边血流量的测定以及低灌注状态的检查与诊断。

（4）颅内肿瘤：血液供应及其周边组织血液供应状况的调查，为手术治疗提供方案。

测定脑血流量不仅可以了解脑组织的供血情况，还能说明许多脑血管病的病理生理和血流动力学机制。因此，临床医师应当予以重视。

六、活组织检查

神经系统疾病的病理诊断是最后的诊断，因此是疾病的最可靠诊断。对一些临床症状不很典型的患者进行诊断时，需要行活组织检查。

（一）脑活检

脑活检适用于通过临床表现及神经影像、神经电生理及放射性核素等检查均不能明确疾病性质的脑部疾病患者。常用的方法为立体定向技术取出病灶区小块组织，做病理光镜、电镜检查，或行组织分子生物学检查。能为脑部肿瘤、炎症、变性、寄生虫病、脑淋巴瘤及其他代谢异常性遗传病等提供依据。

（二）神经活检

经电生理检查尚不能确诊周围神经病变类型者，可做周围神经活检。常用活检的选择部位为下肢的腓浅神经远端或上肢的前臂外侧皮神经。所取神经可做特殊髓鞘染色、光镜和电镜观察，亦可做各种特异抗原的抗体染色，为周围神经疾病的病因诊断提供依据。

（三）肌肉活检

肌肉活检是骨骼肌肉疾病诊断的重要手段之一。取材的方法有穿刺法和手术法，取材的部位应当是有肌肉萎缩但不完全的部位。取骨骼肌时，应当纵向切开肌纤维，切下 0.5 cm×

1.0 cm×0.5 cm 大小的组织。取下肌肉后应立即拉平,防止卷缩。肌肉标本可做组织化学、光镜检查、电镜检查和基因分析。肌肉活检用于各类神经肌肉疾病的诊断和鉴别诊断。

七、分子生物学技术

20 世纪 80 年代以来,人类对疾病的认识逐渐深入到基因和分子水平。越来越多与神经系统疾病相关的基因被分离、克隆,其基因结构及突变特征得以阐明。这不仅为研究某些疾病的分子发病机制奠定了基础,而且使神经系统疾病的诊断由定位、定性诊断过渡到基因水平的病因诊断,达到早期预防和治疗的目的。下列分子生物学技术在神经系统疾病诊断中最常用。

(一)核酸杂交的相关技术

Southern 印迹杂交为经典的基因诊断方法,可进行 DNA 缺失或插入检测,以及限制性片段长度多态性(RFLP)连锁分析等。Northern 印迹杂交是对 RNA 样品进行印迹杂交,其原理与 Southern 印迹杂交相同。

(二)聚合酶链反应(PCR)及其相关技术

PCR 是一种快速、准确地从少量样品中扩增出特异 DNA 片段的方法。常用的 PCR 相关技术包括多重 PCR、PCR 微卫星多态(PCR-STR)、PCR 扩增片段长度多态性(PCR-FLP)、PCR-单链构象多态性(PCR-SSCP)、荧光定量 PCR、逆转录 PCR 及等位基因特异性 PCR 等。

(三)DNA 测序

DNA 测序是遗传工程的重要技术之一,近年来取得了飞速发展,由最初的放射性核素标记发展到无辐射的荧光标记,由超薄片层凝胶电泳发展为全自动毛细管凝胶电泳,使高通量、自动化的测序有了临床应用的可能。也正是在现代化测序技术的帮助下,人类基因组测序计划才得以完成。

(四)基因芯片技术

基因芯片技术是指将大量的探针分子固定到固相支持物上,利用核酸杂交配对的性质,对 DNA 样品的序列信息进行高效做解读和分析。它可用于基因表达谱分析、基因突变及多态性检测、基因测序和基因组文库作图等研究,在疾病的预防和诊断等方面有着广阔的应用前景。

第四节　神经系统疾病的诊断程序

学习神经病学,一定要学习神经科临床医师诊断神经系统疾病的思维方法。我们要通过病史询问、详细的神经系统体格检查(包括一般和高级神经活动检查),了解患者的症状、体征和病程演变过程,循序分析,并进行 3 个过程的分析:是否有神经系统疾病,这些症状、体征与神经系统有什么关系,即定向诊断;哪个部位的神经系统疾病,即定位诊断;什么性质的神经系统疾病,即定性诊断。

一、定向诊断

神经系统疾病的主要临床表现是运动和感觉障碍,可表现为瘫痪、抽搐、疼痛,以及意识、言语等高级神经活动的失常。但这些症状是内科疾病的一部分,还是原发性神经系统疾病的表现有待进一步确定。因此,有必要分清是神经系统疾病还是其他内科疾病,如心血管、内分泌、呼吸等专科疾病所致的神经系统并发症,抑或是骨、关节、周围血管、结缔组织病的表现。因此,在临床思维中,要全面地了解病情和病损可能累及的器官和系统,避免单纯的、专科的观点,只查局部而忽视比邻和整体,这样才能鉴别和做出正确的判断,明确患者有无神经系统疾患。

二、定位诊断

经过详细的神经系统检查,如能初步判定患者所诉确系神经病损所致,应根据临床检查所见的症状和体征,进一步分析病损的可能部位,然后选用必要的、合适的辅助检查。避免滥用各种特殊辅助检查的偏向。

(一)根据不同部位神经病损的临床特点推测病损部位

1.周围神经病损的临床特点

受损时,在其支配区有运动、感觉和自主神经障碍的症状和体征。运动障碍表现为下运动神经元瘫痪,无锥体束征;感觉障碍表现仅限于病变神经所支配的区域;无脊髓或脑部病损时的传导束型感觉障碍。

2.脊髓病损的临床特点

表现为运动障碍(截瘫或四肢瘫)、传导束型感觉障碍和自主神经症状(大小便障碍)。局限在脊髓的病损不出现脑神经和脑部症状。

3.脑干病损的临床特点

多见一侧的周围性脑神经受损,伴有对侧肢体的中枢性瘫痪或锥体束征(交叉性瘫痪),或一侧面部和对侧偏身感觉障碍(交叉性感觉障碍),或表现为吞咽困难、呛食、构音障碍、舌肌萎缩、咽反射消失等真性延髓麻痹。双侧性脑神经、锥体束损害和感觉障碍也不少见。

4.脑部病损的临床特点

一侧大脑半球病损所致运动障碍常呈中枢性偏瘫、偏身型感觉障碍。还可见单瘫、失语、局限性癫痫等局灶性症状;也可伴有脑神经受损症状,常为中枢性面瘫、舌瘫等。双侧性广泛脑部病损常导致意识障碍、精神智能障碍及双侧性肢体瘫痪或锥体束征。并可根据神经精神症状类型做出脑损害定位。小脑病损主要表现为共济失调、眼球震颤、构音障碍等。

(二)根据病损类型,综合分析临床检查结果,推测病损部位

1.局限性或局灶性病损

局限性或局灶性病损,如单根神经损害,脊髓某些节段的横贯性损害,脑部的肿瘤、梗死等,临床上常有相应的局灶性症状或体征,可提示病损的部位,故又称为定位体征。

2.弥散性、多发性病损

弥散性、多发性病损,如脑炎、脑膜炎、多发性神经炎、多发性硬化等。症状或体征反映出神

经系统多处受累,不能归纳为某一局限性病损所致。有的病损可因伴发较重的脑水肿或刺激脑膜等因素而引起颅内压增高、意识障碍、脑膜刺激征、惊厥等症状,又称全脑症状。在不同病期,可与定位体征并存。

3.系统性或选择性病损

有些神经疾病的病损呈选择性,病损在某些功能系统或传导束,如运动神经元病、亚急性联合变性(维生素 B_{12} 缺乏所致)。

分析患者的症状、体征和病损类型,不仅有助于定位诊断,还可按照各种病理过程的好发部位,结合病史推测病损的性质和病因。

三、定性诊断

全面分析病史、病程、病损部位和辅助检查资料,明确病损的性质和病因。常见的病理性质和病因如下。

(一)感染

发病多为急性或亚急性,于数日或数周发展到高峰。神经系统症状常较广泛、弥散,可伴有发热等全身感染中毒的症状和体征。血液和脑脊液的实验室检查可进一步明确感染的性质和原因。

(二)外伤

多有明显的外伤史。一般急性起病,但亦可经一定时间后发病,如慢性硬脑膜下血肿、外伤性癫痫等。应密切注意有无胸、腹等处的复合损伤。

(三)血管病变

发病多急骤,症状可在几分钟、几小时或几天内达到高峰。脑血管疾病多与其他器官疾病如高血压、动脉硬化、心脏病、糖尿病等有关。

(四)肿瘤

起病缓慢,病情逐渐发展加重。常有局限性神经系统受损的体征,颅内肿瘤可伴有颅内压增高,脊髓肿瘤可有椎管阻塞。

(五)其他

有中毒、代谢障碍、先天异常、遗传变性等。定性诊断时应注意有无中毒史(如化学品、食物、药物等中毒)及代谢障碍(如糖尿病、尿毒症等)的一般表现和病史。对幼年发病患者,要观察有无先天异常,要注意其母亲妊娠期患病、难产或家族遗传史等。神经系统的变性疾病较其他系统为多,病因尚未完全明确,可能与代谢障碍、慢病毒感染、遗传、免疫等有关。病程常为缓慢发展。

第二章　神经系统肿瘤

第一节　颅内肿瘤概述

一、颅内肿瘤流行病学

颅内肿瘤是神经外科最常见的疾病。多数为起源于颅内各组织的原发性肿瘤。继发性颅内肿瘤则来源于身体其他部位恶性肿瘤的转移或邻近肿瘤的侵入。其发生率各国报道不一,美国原发性脑肿瘤的总体发生率为$(11\sim12)/10$万,每年新诊断原发性脑肿瘤和脑转移瘤患者超过19万。我国颅内肿瘤的发生率为每年$(7\sim9)/10$万,其中恶性肿瘤占颅内肿瘤的$40\%\sim50\%$,以来源于神经上皮组织的肿瘤为主,占全身恶性肿瘤的$1.5\%\sim2\%$,居全身恶性肿瘤的第11位。脑转移瘤发病率稍低,为$(2.1\sim11.1)/10$万。根据近年来的跟踪调查结果显示,我国颅内肿瘤的病死率为$3.13/10$万,占全部恶性肿瘤死亡的2.3%,其中男性为$3.5/10$万,女性为$2.74/10$万,而且脑肿瘤的病死率随年龄的增长而升高。城市与农村居民脑肿瘤病死率分别为$3.78/10$万和$2.8/10$万。中国东、中及西部地区的病死率分别为$3.6/10$万、$3.14/10$万和$2.49/10$万,其中位生存期在15个月左右。总之,我国颅内肿瘤的发生率和病死率呈上升趋势,男性居民脑肿瘤病死率高于女性,不同地区间的病死率也存在较大差异。

颅内肿瘤的年龄分布显示,儿童颅内肿瘤发病的种类与成人有所不同。成人中脑肿瘤的发病率仅次于胃、肺、子宫、乳腺及食管等肿瘤,占全身肿瘤的2%。儿童期脑肿瘤在全身各部位肿瘤中所占比例较成人高,占7%,占12岁以下儿童病死率的12%,居首位。颅内肿瘤可发生于任何年龄,但大部分肿瘤好发于$30\sim50$岁,不同病理类型的颅内肿瘤在其发病年龄上有其明显特点,$0\sim4$岁儿童的年发病率为$3.1/10$万,$15\sim24$岁的人群其发病率下降到$1.8/10$万,但随后发病率上升,65岁以上人群的发病率为$18/10$万。

颅内肿瘤的地域分布。由于不同地区的气候条件、自然环境及生活饮食习惯等,不同地域之间颅内肿瘤的构成比也存在差异。流行病学调查发现,大庆地区的原发性脑肿瘤中最常见的是鞍区肿瘤,而不是神经上皮性肿瘤(如胶质瘤)。

胶质瘤为最常见的原发性颅内肿瘤,占所有颅内肿瘤的44.6%,其中又以星形细胞瘤最多见,恶性星形细胞瘤占66%;其次是髓母细胞瘤和少突胶质细胞瘤。在儿童和青少年中,髓母细胞瘤、室管膜瘤及脉络丛乳头状瘤的发生率明显高于成人。在性别分布上,男性略多于女性,以星形细胞瘤、胶质母细胞瘤和室管膜瘤较为明显。在发生部位上,成人多见于额叶、顶叶、颞叶,而儿童则以小脑半球和脑干较为多见。

脑膜瘤发病率为 2/10 万,占全部颅内肿瘤的 20%,仅次于胶质瘤,占第二位。发病人群以成人为多见,女性多于男性。大脑半球凸面脑膜瘤最为多见。

垂体腺瘤是发生在腺垂体的良性肿瘤,占颅内肿瘤的 10%,为临床上仅次于胶质瘤和脑膜瘤的第三大类肿瘤,女性多于男性。作为一种内分泌肿瘤,其具体分类较为复杂,但其中最常见的是女性垂体催乳素瘤。

颅内转移瘤占颅内肿瘤的 3%～10%,以成年人尤其是中老年人多见,其中又以肺癌颅内转移最为多见,其次是子宫、卵巢、黑色素瘤等。

二、颅内肿瘤的病因学

颅内肿瘤的发生及发展是一个十分复杂的问题,至今尚无定论。癌变的多阶段学说认为,各种环境的致癌因素与遗传的致癌因子以协同或序贯的方式引起遗传物质 DNA 的损伤与错误性修复,导致癌基因的激活及抑癌基因的失活,先使细胞发生转化,呈多克隆增生,然后经过漫长的多阶段演变,其中一个克隆相对无限制地扩增,再通过附加突变,选择性地形成具有不同特点的亚克隆,进而获得浸润及转移能力,形成恶性肿瘤。现在普遍认为,绝大多数肿瘤是由内在因素与外在因素相互作用引起的。

"外在因素"主要指环境因素,可概括为环境中的物理、化学、生物因素;"内在因素"指个体因素,主要指遗传所决定的个体对肿瘤的易感性。现已明确的颅内肿瘤病因仅有电离辐射,其他均为可能因素。

(一)环境因素

1.物理因素

(1)电离辐射。大剂量的电离辐射暴露是明确的颅内肿瘤病因。研究表明,大剂量放疗(2 500 cGy)可增加颅内原发良、恶性肿瘤的发病率,如脑膜瘤、胶质瘤等。对于诊断剂量的电离辐射暴露,有部分研究报道头颈部 X 线、牙科 X 线检查可增加颅内肿瘤的发病风险,但还存在争议,仍需进一步研究证实。

(2)电磁场。仍存在争议,1987 年韦特海默(Wertheimer)和利佩(Leeper)报道了在高压电场下生活的儿童颅内肿瘤的发病风险增加,随后又有高压电场工作工人颅内肿瘤发病率增加的报道。但后续大量的研究结果未能证实这一结论。所以,至今仍不能确定电磁场在颅脑肿瘤发病过程中的作用。

(3)手机(无线电波)。早在十几年前人们就开始担心手机产生的无线电波是否会增加颅内肿瘤的发病风险。实验表明,无线电波的能量不足以损伤 DNA 或造成任何表观遗传的改变。动物实验也未发现无线电波可增加恶性肿瘤的发病风险。故手机的使用仅为一个可疑的颅内肿瘤病因。

(4)外伤。少数研究报道,头部外伤可使脑膜瘤的发病风险增加,这可能是由于外伤处细胞的过度增生所致。但后续大量的研究表明,外伤与颅内肿瘤间无明显的关联。所以外伤只是颅内肿瘤的一个可能因素。

2.化学因素

(1)亚硝基化合物。亚硝基酰胺是一种直接致癌物,可引起 DNA 畸变,是一种强力的神经系统致癌物。乙基亚硝基脲(ENU)也是一种亚硝基酰胺,在大鼠、小鼠、猴等多种动物中被证实有致神经系统肿瘤的作用。在我们日常生活中,亚硝基化合物广泛存在,如腌制食品中含有较高的亚硝基化合物。但仅有少量的证据表明,食用腌制食品会增加颅内肿瘤的发病风险。

(2)外源性激素。由于女性脑膜瘤的发病率明显高于男性,故雌激素可能与脑膜瘤的发病有一定关联。近年来研究发现,外源性雌激素的摄入(如激素替代疗法、口服避孕药等)可增加女性脑膜瘤的发病风险,其机制未明。

(3)饮酒。有报道表明,母亲怀孕时饮酒可增加儿童中枢神经系统肿瘤的发病率。但目前普遍认为饮酒与成人颅内肿瘤的发病无明显联系。

(4)吸烟。被动吸烟被认为可增加儿童及妇女中枢神经系统肿瘤的发病风险。但近年来的一项研究显示,吸烟的起始年龄、吸烟强度、吸烟年限,均与成人胶质瘤的发病率无明显关联。故吸烟是不是颅内肿瘤的发病原因之一仍需进一步证实。

3.生物因素

(1)细菌及寄生虫。有报道认为结核分枝杆菌与胶质瘤及脑膜瘤有关。弓形虫的脑组织寄生可能与星形细胞瘤发病有关,但这些结果均未得到大样本研究的证实。

(2)病毒。已有多种致瘤病毒在中枢神经系统肿瘤中被发现,如乳头状多瘤空泡病毒、病毒、猿猴病毒 40(SV40)等。致瘤病毒,如 ROUS 肉瘤病毒、SV40、JC 乳头状瘤病毒、鼠及鸟肉瘤病毒均可在动物模型中诱导出中枢神经系统肿瘤。这些病毒可能使原癌基因重排或扩增而导致中枢神经系统肿瘤。

(二)个体因素

1.家族聚集性

尽管部分颅内肿瘤的发病存在家族聚集倾向,但无法区分是家族人群共同生活的环境还是家族的遗传因素所致。研究发现,有家族聚集性的颅内肿瘤常发生在无遗传疾病的家族,这提示相对于遗传因素,环境因素可能起着更重要的作用。

2.遗传综合征

许多遗传综合征被证实会增加颅内肿瘤的发病风险,这些综合征包括Ⅰ型和Ⅱ型神经纤维瘤病、希佩尔·林道综合征(Von Hippel-Lindau disease,VHL)、李-佛美尼综合征(Li-Fraumeni综合征)、结节性硬化、Gorlin 综合征等。然而,这些遗传综合征十分少见,患者仅在人群中占有很小一部分。

三、颅内肿瘤的病理分类

(一)分类历史

贝利(Bailey)和库欣(Cushing)根据孔海姆(Cohnheim)关于胚胎残留细胞形成肿瘤的假说,结合自己的临床实践和病理学研究,最早提出了中枢神经系统肿瘤的分类,包括神经外科初期胶质瘤类的分类。这一学说的基础是神经系统胚胎发育过程中某些细胞发育停滞,出生后由这些发育停滞的胚胎残留细胞发生肿瘤。这与现代的肿瘤发生理论十分矛盾。现代观点认为，肿瘤的发生是由于正常细胞的染色体受到遗传及外界因素的影响，发生二次基因突变而形成的。但贝利和库欣的分类法首先创立了神经系统肿瘤，特别是胶质瘤的分类，能反映肿瘤的组织来源及其恶性程度，推动了早期神经外科发展。而后霍特加（Hortega）根据贝利等的学说，提出了自己的分类方法，但并未脱离胚胎残留学说的观念，还提出了"副胶质瘤"的概念。1949年克诺汉（Kernohan）等根据肿瘤细胞分化程度，以间变学说为基础，提出胶质瘤的Ⅰ～Ⅳ级分类方法。瘤细胞占25%的肿瘤组织为Ⅰ级；25%～50%为Ⅱ级；50%～75%为Ⅲ级；75%以上为Ⅳ级。虽然许多临床医师对此分类法很感兴趣，但病理工作者却持不同观点，认为这种分类法往往不能全面地反映肿瘤组织的生长特点。后来根据上述两种分类法，提出了神经外胚层肿瘤分类法。国际抗癌协会于1965年提出了全部神经系统肿瘤的分类，但未被人们所采用。1977年世界卫生组织（WTO）委托有关专家经过15年的研究，提出了新的比较全面系统的中枢神经系统肿瘤分类。

我国对中枢神经系统肿瘤分类法也缺乏一致的意见。多数学者受到上述学者的学术思想影响。国内较早对神经系统肿瘤进行系统统计的是赵以成教授，基本为贝利和库欣的分类法。王忠诚主编的《神经外科学》采用了北京市神经外科研究所自己的方法。张福林在1978年发表的分类方法基本上与克诺汉的Ⅰ～Ⅳ级分类法一致。继WHO的神经系统肿瘤分类公布以后，我国黄文清、吴在东等也发表了类似的分类方法。他们根据肿瘤发生的解剖部位、组织来源、形态学特点和生物学特性，将神经系统肿瘤分成140则细目，既照顾到临床不同专业（如眼科和耳鼻喉科），又照顾到形态学特点，同时辅助以分级对照，最后落实在良性、交界、恶性3个级别上。

（二）中枢神经系统肿瘤分类

1.神经上皮组织肿瘤

（1）星形细胞肿瘤：①毛细胞型星形细胞瘤、黏液型毛细胞型星形细胞瘤。②室管膜下巨细胞星形细胞瘤。③多形性黄色星形细胞瘤、弥散性星形细胞瘤（纤维型星形细胞瘤、肥胖细胞型星形细胞瘤、原浆型星形细胞瘤）。④间变性星形细胞瘤。⑤胶质母细胞瘤（巨细胞胶质母细胞瘤、胶质肉瘤）。⑥大脑胶质瘤病。

（2）少突胶质细胞肿瘤（少突胶质瘤、间变性少突胶质瘤）。

（3）少支星形细胞肿瘤（少支星形细胞瘤、间变性少支星形细胞瘤）。

（4）室管膜瘤：①室管膜下瘤（黏液乳头型室管膜瘤）。②室管膜瘤（细胞型、乳头型、透明细胞型、脑室膜细胞型）。③间变性室管膜瘤。

（5）脉络丛肿瘤（脉络丛乳头状瘤、非典型性脉络丛乳头状瘤、脉络丛乳头状癌）。

（6）其他神经上皮肿瘤（星形母细胞瘤、第三脑室脊索样胶质瘤、血管中心性胶质瘤）。

（7）神经元和混合神经元-神经胶质肿瘤（小脑发育不良性神经节细胞瘤、婴儿多纤维性星形细胞瘤/节细胞胶质瘤；胚胎发育不良性神经上皮肿瘤、节细胞瘤、神经节胶质瘤、间变性节细胞胶质瘤、中央性神经细胞瘤、脑室外神经细胞瘤、小脑脂肪神经细胞瘤、乳头状胶质神经元肿瘤、第四脑室菊形团胶质神经元肿瘤、副神经节瘤）。

（8）松果体区肿瘤：（松果体细胞瘤、中等分化的松果体实质瘤、松果体母细胞瘤、松果体区乳头状瘤）。

(9)胚胎性肿瘤:①髓母细胞瘤(多纤维性/结节性髓母细胞瘤、广泛结节性髓母细胞瘤、间变性髓母细胞瘤、大细胞髓母细胞瘤)。②中枢神经系统原始神经外胚层瘤(中枢神经系统神经母细胞瘤、中枢神经系统节细胞神经母细胞瘤、髓上皮瘤、室管膜母细胞瘤)。③非典型畸胎样/横纹肌样瘤。

2.脑和脊神经肿瘤

(1)神经鞘瘤(神经膜细胞瘤):如细胞型、丛状型、黑色素型。

(2)神经纤维瘤:丛状型。

(3)神经束膜瘤:如非特指恶性神经束膜瘤。

(4)恶性周围神经鞘瘤:上皮样型、伴有间质分化的、黑色素型、伴有腺样分化的。

3.脑(脊)膜肿瘤

(1)脑(脊)膜上皮细胞肿瘤。

(2)脑(脊)膜:如上皮型、纤维型(成纤维细胞型)、移行型(混合型)、砂粒型、血管瘤型、微囊型、分泌型、淋巴浆细胞丰富型、化生型、脊索样型、透明细胞型、非典型性、乳头型、横纹肌样型、间变性(恶性)。

(3)脑膜间质肿瘤:如脂肪瘤、血管脂肪瘤、蛰伏脂瘤、脂肪肉瘤、孤立性纤维瘤、纤维肉瘤、恶性纤维组织细胞瘤、平滑肌瘤、平滑肌肉瘤、横纹肌瘤、横纹肌肉瘤、软骨瘤、软骨肉瘤、骨瘤、骨肉瘤、骨软骨瘤、血管瘤、上皮样血管内皮瘤、血管外皮瘤、间变性血管外皮瘤、血管肉瘤、卡波西肉瘤。

(4)原发性黑色素细胞病变:如弥散性黑色素细胞增生症、黑色素细胞瘤、恶性黑色素瘤、脑膜黑色素瘤病。

(5)与脑膜有关的其他肿瘤。

(6)血管网状细胞瘤。

4.淋巴瘤和造血系统肿瘤

(1)恶性淋巴瘤。

(2)浆细胞瘤。

(3)粒细胞肉瘤。

5.生殖细胞肿瘤

(1)生殖细胞瘤。

(2)胚胎性癌。

(3)卵黄囊瘤。

(4)绒毛膜癌。

(5)畸胎瘤(成熟型、未成熟型、畸胎瘤恶变)。

(6)混合性生殖细胞肿瘤。

6.鞍区肿瘤

(1)颅咽管瘤(釉质瘤型、乳头型)。

(2)颗粒细胞瘤。

(3)垂体细胞瘤。

（4）垂体嗜酸性纺锤形细胞瘤。

四、颅内肿瘤的临床表现

颅内肿瘤导致临床症状的主要原因有以下几种。

（1）肿瘤累及功能区出现相应的神经功能缺失症状或癫痫。

（2）肿瘤增大和瘤周水肿的占位效应，导致颅内高压症状和精神症状。

（3）肿瘤压迫周围回流静脉导致水肿加重，或压迫脑脊液循环通路导致脑积水，出现或加重颅内高压。

临床症状分为大体表现和局灶表现，两者可单独出现，也可同时出现。

（一）大体表现

大体表现多为颅内占位效应或特殊部位受累所致，包括精神症状、头痛、癫痫大发作、恶心、呕吐。大的占位可能导致患者出现精神迟滞，小的占位如颞叶的占位同样也会导致精神症状，部分失语综合征也可伴发精神症状。

（二）局灶表现

局灶表现取决于肿瘤的累及部位。下表是颅内肿瘤的局灶症状、体征与肿瘤发生可能部位的关系（表 2-1）。

表 2-1　颅内肿瘤的局灶症状、体征和可能的肿瘤发生部位

颅内肿瘤的局灶症状	体征	肿瘤发生的部位
癫痫	局灶性癫痫	额叶、顶叶、枕叶
	杰克逊癫痫	顶叶皮质
	部分（精神运动性）发作	颞叶
视觉与眼球运动障碍	视物模糊	眼球、视神经
	视野缺损（偏盲、象限盲）	外侧膝状体视束、视放射（颞叶、顶叶、枕叶）
	双颞侧偏盲	视交叉
	复视	第Ⅲ、Ⅳ、Ⅵ对脑神经
	眼球震颤	额-桥-小脑束、小脑
言语困难、失语（感觉性、运动性）	构音障碍	延髓、后组脑神经、小脑
	言语困难	优势半球额叶、语言中枢颞、顶叶
听力障碍	听力丧失	第Ⅷ对脑神经
运动障碍	肢体无力	对侧小脑半球皮质脊髓束、大脑脚、脑干
	共济失调（笨拙、辨距不良）	颅后窝、小脑半球

（续表）

颅内肿瘤的局灶症状	体征	肿瘤发生的部位
感觉障碍	感觉减退	脊髓丘脑束
	本体觉障碍	脊髓后束、丘脑、丘脑顶叶联络纤维
	麻木	丘脑、脊髓
	皮质辨别觉障碍	顶叶皮质
步态障碍	无力或者感觉障碍	皮质脊髓束和感觉通路
	步态障碍（行走不能）	双额叶
括约肌功能障碍	小便障碍、尿失禁	额叶旁中央小叶

（三）副癌综合征

副癌综合征也称肿瘤对神经系统及其他系统造成的远隔效应，并非由肿瘤直接侵犯所致。可引起中枢和外周神经系统、肌肉、神经肌肉接头等的受累，包括小脑退行性变、亚急性感觉性神经元病、边缘叶脑炎、脑脊髓炎、斜视性眼球阵挛、肌阵挛、Lambert-Eaton 肌无力（肌无力综合征）、多发性肌炎、皮肌炎、进行性多灶性脑白质炎。

副癌综合征临床少见。且这些综合征也可能单独发生，因而常出现误诊。其机制尚不清楚，肿瘤导致的自身免疫反应可能是原因之一。神经系统有症状时，原发肿瘤往往比较小。导致副癌综合征的肿瘤有小细胞肺癌、乳腺癌、卵巢肿瘤、淋巴瘤等。这类副癌综合征的总体发生率很低，如果肿瘤患者伴发恶病质，则发生非特异性的感觉、运动和周围神经病的副癌综合征概率就会升高。

五、颅内肿瘤的影像学特征

（一）头颅 X 线

在有 CT 和 MRI 的情况下，头颅 X 线的诊断意义和重要性逐渐下降，常被忽视。但头颅 X 线对颅内肿瘤的定位和定性诊断仍具有一定的价值。

颅内肿瘤常见的头颅平片异常包括以下几种。

（1）局部钙化及颅内压增高引起的鞍背吸收。

（2）脑外肿瘤，如脑膜瘤常可见颅骨内板甚至外板的过度增生、颅骨密度增高；听神经瘤常见内听道扩大，眶内累及眶尖的肿瘤可出现一侧眶上裂扩大。

（3）三叉神经纤维瘤可引起卵圆孔扩大。

（4）垂体瘤和颅咽管瘤则可引起蝶鞍的扩大。

（二）放射性核素检查

在 CT 和 MRI 十分普及的情况下，放射性核素检查不是颅内肿瘤的常规检查项目。但其结果显示，大部分（70％）肿瘤，尤其是颅内原发恶性肿瘤、转移瘤和恶性脑膜瘤，其摄取放射性核素的量明显增加。在诊断颅内肿瘤方面，放射性核素检查优于头颅 X 线。

（三）CT 和 MRI

脑肿瘤的 CT 和 MRI 征象可分为三类：一般征象、间接征象和直接征象。

1.一般征象

一般征象包括肿瘤的大小、部位和数目。CT 和 MRI 常需在注射造影剂肿瘤出现增强之后，才能大致区别肿瘤和瘤周水肿，因为某些肿瘤特别是胶质瘤可以呈现为不均匀增强现象，不增强的影像学信号可以与水肿相仿。此外，含有肿瘤细胞浸润的瘤周水肿也无增强效应。

2.间接征象

间接征象包括中线结构向对侧移位、正常结构受推移和压迫而变形（如脑室、脑沟、脑池变形或闭塞，脑移位或变形）、正常钙化结构移位（如钙化松果体和脉络丛移位）、瘤周水肿（一般为血管源性水肿）、脑积水和脑疝。

水肿在 CT 上表现为低密度区，MRI 为 T_1WI 和长 TR 成像（PDWI 和 T_2WI 成像）分别显示为低信号和高信号区。CT 所显示的水肿范围常小于 MRI，而水肿的显示以长 TR 成像者最佳。脑皮质受脑外肿瘤推压时，表现为脑灰质和脑白质交界面向内移位，据此可判断病灶位于脑外。脑皮质向内移位，其下方脑白质也随之内移和变形，即"白质塌陷征"。此外，还可以参考脑回、软脑膜血管、蛛网膜下隙、硬脑膜和颅骨位置和形态的变化，进一步对肿瘤做出更精确的定位诊断。

3.直接征象

直接征象即肿瘤本身所引起的影像学特征。脑肿瘤在 CT 平扫上常显示为低密度。几乎所有的肿瘤周围都存在水肿带，低级别肿瘤的水肿较轻，以至于 CT 片上无法显示；如肿瘤为等密度，且缺乏占位效应时很容易漏诊。快速生长的恶性肿瘤，尤其是转移瘤，其水肿程度较严重。

多数肿瘤，特别是恶性胶质瘤在 CT 上常呈稍低密度，另有一些少见的良恶性肿瘤常呈稍高密度，而含脂肪的肿瘤则为明显的低密度。结合肿瘤中发生的钙化、出血、囊变和坏死等进行综合分析，常有可能做出较正确的诊断。肿瘤钙化可呈现高密度区，有些原发性肿瘤较常发生钙化，如颅咽管瘤、少突胶质细胞瘤、脑膜瘤等，有助于肿瘤的定性诊断。转移性肿瘤一般不发生钙化。较新鲜的肿瘤出血常表现为病灶内高密度区，随时间推移可呈现为等密度，继而出现低密度区。CT 往往难以鉴别肿瘤的坏死和囊变，它们均表现为肿瘤内的低密度区。含有脂肪或类脂质的肿瘤，CT 值可为负值。生长缓慢的肿瘤，如星形细胞瘤和少突神经胶质细胞瘤，由于血脑屏障未完全破坏，肿瘤可以无增强效应。

MRI 影像可区分脑灰质和脑白质，根据肿瘤信号与正常脑灰质信号比较，分别描述为等信号、低信号和高信号病灶。一般肿瘤在 T_1WI 时为低信号，在 PDWI 和 T_2WI 时为高信号。肿瘤内含有脂类或类脂成分时，根据脂质的分子结构可呈不同信号。含游离脂肪酸较多者，T_1WI、T_2WI 均呈高信号，含结合脂肪酸较多者，T_1WI 可呈低信号或等信号，T_2WI 信号也会改变。肿瘤血管的流空效应均呈低信号。

（四）脑血管造影诊断

在 CT 和 MRI 广泛应用后，脑血管造影在诊断和处理脑肿瘤中的作用逐渐下降。目前肿瘤患者的脑血管造影主要是了解肿瘤血供或做术前栓塞，为手术或活检提供必要的信息。

脑肿瘤的脑血管造影表现有以下三方面。

(1)瘤周动脉和静脉的移位和变形。

(2)中线血管(大脑前动脉和大脑内静脉)的移位有时是巨大肿瘤引起脑疝的证据。

(3)肿瘤的异常血供(肿瘤染色丰富)和静脉的早期充盈。

缓慢生长的胶质瘤血管分布少,而恶性胶质瘤尤其是胶质母细胞瘤,其血管分布极为丰富,肿瘤染色明显,且有粗大的回流静脉,且静脉早期即可充盈,表明血液循环经肿瘤后加速。立体定向肿瘤活检前行脑血管造影是明智的选择。如果肿瘤血供丰富,选择开颅活检会更安全。几乎所有恶性肿瘤在血管造影中都提示肿瘤血管丰富。脑膜瘤也可以出现均匀持续的肿瘤染色,血液循环极快或出现早期静脉充盈,这类肿瘤鉴别诊断时要考虑血管外皮瘤的可能性。

七、颅内肿瘤的诊断与鉴别诊断

颅内肿瘤的术前诊断有赖于对翔实的病史、客观的体征、影像学资料和实验室资料进行的综合分析,并提出初步诊断和需要鉴别诊断的疾病。颅内肿瘤的诊断包括定位诊断和定性诊断两部分。根据病史和影像学,定位诊断一般困难不大。定性诊断需要进行详细的鉴别诊断,同时明确肿瘤的部位、大小、性质、累及范围以及血供等,以便为确定治疗方案提供确切的依据。颅内肿瘤有时需与以下疾病相鉴别。

(一)颅内炎症

1.慢性脑膜炎

常见的有结核性脑膜炎和新型隐球菌性脑膜炎等。一般均有全身症状和脑膜刺激征,视盘水肿早期少见。脑脊液检查有白细胞增多及糖含量减少,如脑脊液中发现致病菌则可确诊。影像学检查有助于鉴别。

2.化脓性脑炎

常急性或亚急性发病,引起化脓性脑炎的感染病灶多为慢性中耳乳突炎、鼻窦炎、面部感染或盆腔感染。也可由颅脑外伤后继发感染及身体其他部位感染引起。患者早期多有全身感染症状,如发热、白细胞增高、脑膜刺激征、C反应蛋白增高等。少数患者局部感染灶和全身症状不明显。急性脑炎期的影像学表现类似低级别胶质瘤,脓肿形成期可类似高级别星形细胞瘤。但急性脑炎期的病灶常出现片状或脑回样强化,病变常不仅局限于白质;脓肿形成期的环状强化一般较规则,壁薄且均匀,囊壁无结节。MRS有助于鉴别诊断。

(二)慢性硬脑膜下血肿

多为老年患者,有颅脑外伤史,但有时外伤轻微不能回忆。临床表现有精神障碍者易被误认为阿尔茨海默病,也可表现为颅压增高及运动感觉障碍。CT和MRI扫描可确诊。

(三)脑囊虫病

患者有便绦虫或有皮下结节存在,常有癫痫、精神症状和颅内压增高等表现。血、脑脊液囊虫补体结合试验和酶联免疫吸附试验(EUSA)有助于本病的诊断,CT或MRI也有助于诊断。

(四)癫痫

原发性癫痫起病一般在20岁以前,无局灶性神经体征。颅内肿瘤以癫痫发病者其年龄一般较大,常为局限性发作,神经系统可能发现某些局灶体征呈进行性加重,并逐渐出现颅内压增高症状。对成年后发生癫痫者应做影像学检查。

（五）脑血管病

少数颅内肿瘤患者由于瘤内出血或坏死，使症状发展迅速，需与脑血管意外相鉴别。脑血管意外患者一般年岁较大，既往有高血压、动脉硬化史。多为突然起病，很快出现意识障碍、偏瘫等症状与体征。出血性脑血管病及少数缺血性脑血管病都能引起颅内压增高，甚至脑疝，但眼底视盘水肿较少见。脑血管造影或 CT、MRI 检查可帮助鉴别。

脑梗死一般多为高龄患者，亚急性起病，短期内进行性加重，约 1/3 急性起病。以大脑半球病变居多，表现为病灶对侧偏瘫、偏身感觉障碍，或合并偏盲、失语等。影像学多呈基底达皮质的三角形，与血管分布一致，梗死面积较大者有占位效应。起病隐匿者需与低级别胶质瘤鉴别。脑梗死发病 2~3 周或以后，CT 和 MRI 增强扫描常出现梗死边缘脑回状或环状强化。

（六）多发硬化

多发硬化为脱髓鞘疾病的常见类型，以轴索的弥散性脱髓鞘及神经胶质增生为特征，好发于脑室周围、视神经、脑干、小脑白质、小脑、脚及脊髓。具有下述特点可与胶质瘤相鉴别。

（1）多见于中青年，女性居多。

（2）病程中缓解与复发交替。

（3）白质内可同时存在两个以上病灶，显示新旧不一。CT 扫描近半数可见局限性低密度灶，MRI 检查新病灶 T_1WI 为等或略低信号，老病灶 T_1WI 为均匀低信号，T_2WI 为高信号，活动病灶可有增强。类固醇激素治疗可使强化密度减低者提示为活动性病灶。大多无占位效应。脑脊液琼脂糖凝胶电泳中可见 IgG 寡克隆带及髓鞘碱蛋白抗体放射免疫检测阳性。假瘤型炎性脱髓鞘病可以是多发性硬化的一种特殊类型，与胶质瘤不易鉴别，可试用甲泼尼龙试验性治疗或者进行组织活检，不应急于手术。

（七）视神经炎

起病急。明显视力减退伴眼球后疼痛，多波及双眼。颅内高压所致的视盘水肿早期常无视力减退，晚期可出现继发性视神经萎缩伴视力下降。球后视神经炎所致的原发性视神经萎缩需与蝶鞍区肿瘤压迫视神经、视交叉所致的继发性视神经萎缩相鉴别。临床体征与影像学有助于诊断。

八、开颅手术基本原则

（一）切口设计

颅内肿瘤手术的切口须根据肿瘤的部位、大小和累及范围进行设计，手术切口一般取决于手术入路，应符合以下原则。

（1）到达病变的距离最近。

（2）能获得肿瘤各部分最好的显露。

（3）能避开重要功能区和重要神经结构。

（4）皮瓣能获得充分血供。

（二）体位摆放

患者的术中体位是手术显露病变的重要组成部分，体位摆放的原则应有利于以下几方面。

（1）病变的显露。

（2）患者头部的静脉回流（头位应略高于心房水平）。

（3）术者操作。

（4）手术辅助设施的应用，如神经导航、神经内镜等。

体位摆放时，注意头颈不能过度扭转，以免损伤颈椎小关节和引起静脉回流甚至通气障碍；受压部位须得到妥善保护，骨性突起部位应垫海绵或软垫；身体部位避免接触金属，以免皮肤电灼损伤；坐位时双下肢应绑以弹力绷带，并进行空气栓塞的监测。

（三）手术过程中的注意事项

1.皮肤切开和止血

以手指或纱条压迫切口两侧切开头皮，皮下动脉性出血应电凝止血，再用头皮夹止血。帽状腱膜下分离翻开皮瓣，皮瓣后需垫纱布卷以避免皮瓣锐角反折而引起缺血。用生理盐水纱布覆盖皮瓣。

2.骨瓣形成

用电动或气动颅钻在颅骨上钻孔，避免用力过猛将颅钻陷入颅腔内，静脉窦附近钻孔时，须防止损伤静脉窦。两骨孔之间导入线锯导板时，应紧贴颅骨内面前行，若有阻碍时，可从另一孔导入；采用铣刀锯开颅骨时，须预先分离硬膜与颅骨之间的粘连以防撕破硬膜。骨瓣翻起后，骨缘以骨蜡止血，额窦开放时需剥离黏膜并用骨蜡封闭。蛛网膜颗粒出血可用吸收性明胶海绵和脑棉轻轻压迫止血。骨窗边缘行硬脑膜悬吊以免术后塌陷出血。

3.切开和关闭硬脑膜

翻开骨瓣后应观察硬脑膜的色泽、张力及有无肿瘤侵犯。有明显颅内高压时，切开硬脑膜前应采用脱水或脑室穿刺等措施降低颅压。硬脑膜切口一般距骨缘 0.5～1 cm 基底位于静脉窦方向。剪开硬膜时需注意保护皮质及血管。手术结束后须严密缝合硬脑膜，避免术后出现皮下积液或脑脊液漏。瘤腔较大时，完成硬脑膜缝合前硬脑膜下注水。为防止术后硬膜外血肿的发生，可于骨瓣上钻孔进行硬脑膜悬吊。

4.伤口缝合

消毒切口周围皮肤，皮瓣下放置引流管，切口外另做戳孔引出。丝线间断缝合帽状腱膜和皮肤。于术后 24～48 h 拔除引流管，再次消毒切口，以敷料包扎。

九、颅内肿瘤特殊情况的处理

（一）颅内肿瘤的血管内技术

血供丰富的颅内肿瘤手术时，常出现术中止血困难、失血多、手术时间延长等问题。尽管对颅内肿瘤的术前栓塞尚存在不同意见，但临床上对一些血管供应特别丰富的肿瘤（如内皮型脑膜瘤、实体性血管网状细胞瘤和颈静脉球瘤等）进行术前栓塞，常能明显提高手术疗效，减少并发症。20 世纪 70 年代起，神经血管内技术伴随着微导管技术和栓塞剂的改进而迅速发展。

颅内肿瘤的 MRI 常能根据血管的流空效应和肿瘤的增强效应判断血供的丰富程度，对这类肿瘤术前数字减影血管造影（digital substraction angiography，DSA）常能提供血供丰富程度、肿瘤供血来源、颅内外血管吻合、肿瘤和正常组织共干血供等更为确切的资料，也为是否需要和能否进行术前栓塞提供一定的依据。

栓塞方法有经股动脉途径和直接肿瘤穿刺两种方法。一般主张在栓塞后1～5天就进行肿瘤切除,也有学者主张在1～2周或以后手术。与供血动脉近端阻断相比,直接将栓塞剂释放至肿瘤内可导致更显著的栓塞效果。如果单纯阻断供血动脉后超过1周则有血管再通和新生血管形成的可能。

理想的栓塞剂应具有永久性、容易放置和不影响肿瘤切除的特点。目前用于栓塞的永久性或临时性的栓塞剂有α-氰基丙烯酸正丁酯(NBCA)、吸收性明胶海绵和聚乙烯醇(PVA)等。

脑膜瘤的术前栓塞主要用于体积较大且血供丰富的颅底脑膜瘤,尤其是颈外动脉供血的肿瘤,常用PVA进行栓塞,150～350 μm的颗粒可进入肿瘤深部。脑膜瘤栓塞治疗的主要并发症有缺血、出血和脑神经麻痹等。

血管网状细胞瘤肿瘤血供主要来源于小脑后下动脉(PICA)和小脑前下动脉(AICA),也可以来自小脑上动脉(SCA)的分支。这些血管多为软脑膜血管,使血管网状细胞瘤的栓塞具有很高的危险性,因此仅选择体积>3 cm、手术难度大、供血动脉结构清楚的肿瘤进行栓塞,常用栓塞剂为PVA或NBCA。

颈静脉球瘤的血供主要来自咽升动脉的分支。体积较大者需行术前栓塞,尤其是那些向颅内扩展的肿瘤。同时须评价横窦-乙状窦系统功能,以确定术中是否可以牺牲已经受累的静脉窦。

(二)妊娠期间的颅内肿瘤

妊娠期合并颅内肿瘤常为意外事件。妊娠时的生理变化和肿瘤的病理过程常对疾病的诊断、治疗的时机和方式的选择产生一定的困难,需要根据两者之间的生理和病理过程决定治疗顺序、是否终止妊娠、分娩方式和麻醉方式等。

有资料表明,妊娠期间神经系统肿瘤的发生率并不高于一般人群,因而没有证据提示妊娠期间易发颅内原发性或转移性肿瘤。现就常见的妊娠合并垂体腺瘤、胶质瘤、脑膜瘤等颅内肿瘤的临床处理要点简述如下。

1.垂体腺瘤

有临床报道,妊娠可以加快垂体腺瘤的生长速度,主要由雌激素介导的垂体增生、垂体血管增加和水肿所致,会使临床症状加重。

虽然CT扫描的辐射剂量、MRI磁场和增强剂被认为对胎儿的影响不大,但多数学者建议妊娠4个月后进行MRI检查更为安全。临床内分泌检查中,由于妊娠的胎盘可以分泌生长激素(growth hormone,GH),因而对诊断肢端肥大会有一定影响,须检测特异性单克隆抗体进行鉴别。

尽管随访资料表明,妊娠早期催乳素腺瘤导致的高催乳素血症使用溴隐亭治疗,甚至整个妊娠过程使用溴隐亭治疗,均不会导致胎儿的并发症,但大多学者还是主张发现怀孕后最好停药,包括肢端肥大患者生长激素抑制剂在内,以便将药物对胎儿的影响降到最低限度。

对于临床状况稳定、视力视野无进行性恶化的患者,可以于分娩后进行垂体腺瘤的手术。只有一小部分大腺瘤的卒中、视力视野急剧恶化的患者须及时手术。对于妊娠的大腺瘤患者,动态的临床观察和影像学观察十分重要。

2.胶质瘤

胶质瘤的颅内压增高症状易与妊娠的不适症状相混淆,仔细进行神经系统检查有助于鉴别诊断。

脑胶质瘤由于瘤周水肿和癫痫常使用糖皮质激素和抗癫痫药治疗。虽然皮质类固醇对胎儿的致畸作用尚不明确,但仍不主张在妊娠早期使用。抗癫痫药物的致畸作用是肯定的,卡马西平和丙戊酸盐较为明显,无癫痫发作者不主张预防性用药,单次的局灶性发作应尽可能推迟用药,全身运动性发作或多次发作危及母婴健康者宜用单药(苯巴比妥或卡马西平)控制。

对肿瘤较小、占位效应和颅内高压不明显的孕妇。可以等待分娩后再行胶质瘤手术。但肿瘤较大、瘤周水肿明显、伴有梗阻性脑积水等明显颅内高压的孕妇应及时进行分流术或胶质瘤切除术。

在妊娠8～15周,1 Gy以上的辐射剂量即可导致胎儿流产或胎儿高致畸率,因此对于必须进行放疗的患者应对胎儿进行必要的防护。妊娠早期禁用化疗。

3.脑膜瘤

临床常有妊娠期脑膜瘤体积增大的报道,被认为与孕妇的雌激素水平改变有关。脑膜瘤一般生长缓慢,除非肿瘤体积巨大已形成明显颅内高压者,一般都可以在分娩后再行脑膜瘤的切除术。

如果开颅手术和分娩同时进行,则应选择全身麻醉,对胎儿影响不大。如果准备在开颅术前分娩,则提倡剖宫产,因为自然分娩可能加重颅内高压。有颅高压者不宜采用腰麻,以免脑脊液释放诱导脑疝形成。

第二节 脑 膜 瘤

一、概述

脑膜瘤是仅次于脑胶质瘤第二常见的颅内肿瘤。发病率占颅内肿瘤的1/6,多属良性。多见于中年以上,女性发病率较高。脑膜瘤起源于蛛网膜的内皮细胞,可发生于颅内任何部位,但较好发于蛛网膜粒集中之处。好发部位依次为矢状窦旁、大脑镰、大脑凸面、蝶骨嵴、外侧裂、小脑幕、小脑脑桥角、嗅沟、鞍结节及脑室内。此外,少数脑膜瘤可发生于颅外其他部位,可能是起源于异位的脑膜细胞,如颅骨板障、头皮下或鼻窦等。

二、病理

脑膜瘤按WHO组织学分类及肿瘤生物学行为分为3级。

(1)Ⅰ级:普通型、包括内皮型、纤维型和沙砾型等亚型,属良性,占脑膜瘤的70%。

(2)Ⅱ级:中间型又称非典型性,有复发倾向,占脑膜瘤的20%。

(3)Ⅲ级:间变型,属恶性,占10%。

肿瘤多为实质性,囊性变罕见。脑膜瘤的形态有球形、锥形、扁平形或哑铃形,以球形为常见。肿瘤常与脑膜紧密黏着,并有瘤组织侵入硬脑膜。大多数脑膜瘤有完整包膜,并压入相邻的脑组织中,与相邻的脑组织分界清楚,表面光滑。扁平形脑膜瘤呈薄片状,多见于颅底。与脑膜瘤邻近的颅骨常受侵犯,有骨质改变。肿瘤有时侵入或破坏颅底,穿过颅骨长到颅外软组织中。脑膜瘤可为多发性,常见于神经纤维瘤病患者。脑膜瘤的血供极其丰富,多由颈内动脉和颈外动脉双重供血。

三、临床表现

由于肿瘤位于脑外,生长缓慢,因此初期临床症状较轻,特别是当肿瘤不引起阻塞性脑积水、不引起局灶症状时。常可见患者的视盘水肿已很严重或已出现继发性视神经萎缩,但头痛并不剧烈,无呕吐,直至颅内空间失代偿时,患者才出现明显的颅内压增高症状。

由于肿瘤不浸润脑组织,刺激症状较麻痹性症状突出。大脑脑膜瘤常引起癫痫。颅底脑膜瘤刺激脑神经。矢状窦或大脑镰旁及大脑凸面脑膜瘤,多有癫痫、偏瘫及失语等。鞍区脑膜瘤则有进行性视力障碍与视野缺损,可有内分泌功能失调。颅后窝脑膜瘤以小脑平衡失调、眼球震颤、听力下降及脑干与后组脑神经功能障碍为主要表现。颅骨板障型脑膜瘤,局部颅骨常隆起。

四、辅助检查

脑 CT、MRI 扫描对肿瘤的位置、大小和性质能作出正确诊断。CT 显示脑实质外圆形、卵圆形或分叶状略高或等密度肿块,常有点状、星状或不规则钙化,边界清楚、光滑。瘤基多较宽。肿瘤较大时有明显占位表现,脑水肿较轻,但也可产生明显脑水肿。在增强检查中,肿瘤呈明显均匀强化,边界更为清楚。MRI 肿瘤多数与脑灰质等信号,少数瘤内有隔,呈特征性轮辐状。局限性钙化与骨样变呈低信号,注射 Gd-DTPA 显示明显强化。CT 和 MRI 检查有互补性,同时进行有助于正确诊断。

头颅平片对脑膜瘤的诊断有较大意义。平片上除颅内压增高的 X 线表现外,还有下述征象:①肿瘤钙化。②局限性颅骨破坏或增生。③板障静脉增粗增多。④脑膜动脉沟增粗增深。

肿瘤侵犯骨质切除不彻底是肿瘤复发的重要原因,因而了解局部骨质受累情况十分重要。脑血管造影是诊断脑膜瘤的重要辅助手段,可了解肿瘤的供血来源、富于血管的程度、肿瘤的血管结构、肿瘤与大的血管和静脉窦的关系等,对治疗提供了重要依据,并为术前栓塞提供了条件。

五、治疗

由于脑膜瘤大多数为良性,手术切除为主要治疗手段。如能做到全切,多数可得到根治,但如不能做到全切,则迟早会复发或再生。在条件允许的情况下,应争取肿瘤全切,以减少复发。肿瘤切除程度的评判以 Simpson 分级为准。Ⅰ级:脑膜瘤体及其附着的硬脑膜、静脉窦及表面受侵的颅骨均切除。Ⅱ级:肿瘤完全切除,但与其附着的硬膜没有切除,仅用电凝烧灼。Ⅲ级:肿瘤完全切除,但与之黏着的硬脑膜、静脉窦及颅骨未做处理。Ⅳ级:肿瘤部分切除。Ⅴ级:开颅减压,肿瘤活检或未活检。由于显微外科、颅底外科技术及设备的发展,以及影像学检查的进步,现代脑膜瘤的全切除率包括特殊部位脑膜瘤的切除率已明显提高,手术致残率、复发率、手术死亡率也已明显降低。但仍有一些患者难以做到彻底全切除,这取决于患者的年龄、全身情况、肿瘤部位、与周围组织关系。对不能全切的、侵袭性生长、复发率高者及恶性肿瘤病例可辅以放疗。

立体定向放射外科(γ 刀或 X 刀)治疗,对直径<3 cm、手术未全切除残余的肿瘤亦可达到很好效果。

第三节　颅内转移瘤

一、概述

脑转移瘤系身体其他器官的恶性肿瘤转移至颅内,占颅内肿瘤的 3.5%~15%。可见于任何年龄,以中老年多见,男性发生率高于女性。颅内转移在临床上代表恶性肿瘤的晚期、平均生存期不足 7 个月。其原发癌肿以肺癌最常见,占脑转移瘤的 75%,其余为肾、胃肠道、盆腔脏器、乳腺、甲状腺、皮肤、淋巴及血液的癌瘤。10%脑转移瘤患者的原发肿瘤难以查明。儿童转移癌少见(6%),以神经母细胞瘤、横纹肌瘤、willis 瘤转移最常见。脑膜转移癌多见于儿童,原发灶约半数来自淋巴细胞性白血病。

(一)转移途径

肿瘤细胞可经几个途径转移至颅内。

(1)经血流转移:为最常见的途径。除肺癌外,其他脏器癌肿大多首先转移至肺,再经肺静脉进入左心,由体循环进入颅内。

(2)直接侵入:邻近部位的肿瘤如鼻咽癌、视网膜母细胞瘤,颅骨、头面及颈部软组织恶性肿瘤均可向深部生长,直接侵入颅内。

(3)经淋巴系统转移:较少见。癌栓子经脑神经或脊神经周围淋巴间隙,侵入椎管内或颅内,也可经转移的颈部淋巴结沿淋巴管上升或逆行至硬脑膜后直接侵入脑底。乳腺癌常经此途径转移入颅。

(4)经蛛网膜下隙转移:极少数脊髓内肿瘤可经蛛网膜下隙逆行侵入颅内,沿颅中、后窝呈地毯样生长蔓延,常侵犯脑神经。有时眶内恶性肿瘤可沿视神经鞘侵入颅内,再沿蛛网膜下隙播散。

(二)病理

转移瘤一般分为结节型、弥漫型两种。

(1)结节型:占 2/3,多呈球形或不规则结节状,有时呈楔形,起源于皮质下,内侵白质,外累及脑膜。其尖端突向脑室,底部则与脑膜平行。多发占 2/3,大小相差悬殊,单发者体积较大。肿瘤大多为实质性,质软脆。切面呈颗粒状,有纤维间隔,色泽随肿瘤血供多少、瘤内有无出血及组织来源而异。瘤内发生坏死,液化者可形成假性囊肿,内含黄褐色或绿色坏死液化组织碎屑。肿瘤边界清楚,周围脑组织有明显水肿、水肿程度与瘤结节体积不成比例,与肿瘤的种类、肿瘤血管的数量和渗透性、局部代谢状况及瘤细胞分泌致水肿胶原等因素有关。

(2)弥漫型:少见。软脑膜、蛛网膜及硬脑膜均可弥漫增厚,呈散在斑点状或片状生长,灰白色,脑回及血管结构不清,肿瘤结节或大或小。镜下见瘤细胞在脑膜内广泛浸润,并沿血管周围间隙侵入脑实质、脑神经等。

二、临床表现

临床大多先发现脑转移灶后再经过寻找发现原发灶,仅有 15% 的病例先出现原发灶症状,后产生脑转移。尚有 10%～15% 病例虽出现脑转移灶,但未能找到原发灶。发现原发灶后至产生颅内转移的时间长短与原发癌肿性质有关,其中以肺癌转移时间较快,多在 1 年以内。其他癌肿则多在 3 年以上,其中以甲状腺癌、睾丸癌的脑转移时间最长,可在 10 年以上。

由于肿瘤生长较快,周围组织水肿很严重,患者症状多较急而重,病程短。从症状出现到就诊时间一般为数天或数周,平均病程在 4 个月左右。少数有瘤内出血、坏死、液化及囊肿形成,症状进展快。多发性转移瘤者症状较重。

进行性颅内压增高症状出现早,程度多较重,表现为头痛、恶心、呕吐及视盘水肿。眼底水肿严重时可有片状出血,致视力急速减退。少数患者呈卒中样发病,颅内压严重增高而发生脑疝。

肿瘤大多位于幕上,位于幕下者占 6%～15%,70% 位于大脑中动脉供血区。其位置的不同可出现相应的局灶性症状。肿瘤位于额、颞叶者多有癫痫发作;多发性脑转移瘤可表现双侧大脑半球及小脑症状;肿瘤出血或沿蛛网膜下隙种植时,有明显的脑膜刺激症状。

三、辅助检查

颅脑转移性肿瘤的诊断主要依靠 CT 和 MRI。目前普遍认为,脑转移瘤最有效的检测手段是 MRI 的强化检查。

(一)CT 扫描

对怀疑有脑转移瘤的患者应首先行 CT 检查,可显示肿瘤范围、形态、数量、部位,周围脑组织水肿及移位情况等。在 CT 平扫时,转移瘤表现为低密度、等密度或高密度。转移瘤内高密度通常为肿瘤内的出血,转移瘤内少有钙化。病灶周围有大片低密度水肿区。增强扫描,肿瘤中心有坏死者呈环形增强,壁厚而不规则。实质性肿瘤示均一增强,边界清但凹凸不平。肿瘤直径在 0.5 cm 以下者有时难以发现。占位效应明显,脑室及脑池受压变形、移位。

(二)磁共振成像(MRI)

MRI 显示转移瘤呈长 T_1 与长 T_2 异常信号,一般情况下,T_1 加权图像显示为低信号病灶,T_2 加权图像为高或等信号。转移癌周围水肿较明显,T_1 加权图像为低信号区,T_2 加权图像为高信号区,为特征性的指状高信号。注射 Gd-DTPA 后转移瘤明显强化。

(三)X 线平片

头颅平片可见颅内高压、松果体移位等。有时可见颅骨溶骨性改变或成骨性改变。

（四）其他检查

脑脊液检查有时可找到癌细胞。弥漫浸润型、多发性转移癌患者脑脊液中蛋白质含量增高,有时白细胞增多、乳酸脱氢酶增高。癌胚抗原增高者,提示有肺、乳腺、消化道转移癌可能。

四、治疗

根据患者情况选择药物治疗、外科手术、放射治疗、化学治疗等,可单独或联合使用。本病预后较差,治疗仅可短暂延长生存期及解除颅内压增高症状。

手术的目的是去除占位病灶,解除颅内压增高,缓解症状,为其他治疗创造条件。故最适合手术者为原发灶已切除,无其他部位转移,颅内为单发性病灶,可手术切除。如颅内为单发性病灶,原发灶未切除,但无其他部位转移,临床有颅内压增高症状者,可先做颅内病灶切除,再切除原发灶。颅内为单发病灶,原发灶根治无望或有其他部位转移,一般不宜手术。但如有颅内压明显增高,全身情况允许,为争取时间进行其他治疗,也可手术切除颅内病灶。

放射治疗有一定疗效,尤其是单发病灶已手术切除,原发灶已切除,未发现其他转移者,放疗可明显延长生存期。多发性病灶、脑膜转移癌等,均需行放射治疗。较有效者是肺癌、淋巴瘤、睾丸癌、胚胎细胞癌、精原细胞癌及乳腺癌等。立体定向放射外科(X 刀、γ 刀)治疗更适合脑转移瘤的治疗。①因大多数转移瘤在影像学上虽周围水肿明显,但肿瘤本身更具有边界,形状较规则,类似球形,是立体定向放射外科较理想的靶点。②肿瘤常位于皮质与白质的结合处,此处缺少功能性结构,对脑功能影响较小。③随着 CT、MRI 的应用,大多数发现的转移瘤体积较小(直径<3 cm),适合定向放射。④转移瘤的肿瘤细胞相对较聚集,浸润到周围脑实质较少。⑤60%转移瘤为多发性,可行多靶点同时治疗。立体定向放射治疗前、后可结合常规外照射,以防出现新的病灶。

化学治疗对脑转移瘤有一定效果,特别是生殖细胞瘤、小细胞肺癌、乳腺癌,与手术或放疗联合应用时,疗效较好。

一般认为,脑转移瘤不治疗者多在 1～2 个月死亡。一种治疗方案能使患者存活 6 个月以上,且生活自理,可以认为有效。文献报道,疗效较好者为手术和放疗联合治疗。

第四节　垂体腺瘤

一、概述

垂体腺瘤为颅内常见良性肿瘤,占颅内肿瘤的 10%～15%,年发病率为(1～7)/10 万。在尸检做垂体连续切片的发现率为 20%～30%。70%的病例发生在 30～50 岁。由于诊断技术的日益提高,垂体腺瘤的发现率有明显增加的趋势。

二、分类

在大体形态上,垂体腺瘤可分为微腺瘤(直径<1.0 cm)、大腺瘤(直径>1 cm)和巨大腺瘤(直径>3 cm)。近年来,随着对垂体腺瘤内分泌学、放射学、免疫组化及超微结构特征的深入研究,有了一个较好的形态和功能相结合的分类法:催乳素细胞腺瘤、生长激素细胞腺瘤、促肾上腺皮质激素细胞腺瘤、促甲状腺素细胞腺瘤、促性腺激素瘤、多分泌功能细胞腺瘤、无分泌功能细胞腺瘤、恶性垂体腺瘤。

三、临床表现

临床表现主要有内分泌症状及神经功能障碍两种。

(一)内分泌症状

垂体为重要的内分泌器官,内含多种内分泌细胞,分泌激素,如果某一内分泌细胞生长腺瘤,则可发生特殊的临床表现。

(1)催乳素腺瘤(PRL 细胞瘤):占分泌性腺瘤的 40%～60%,青年女性多见。主要以催乳素增高,雌激素减少所致闭经、溢乳、不孕为临床特征,又称 Forbes-Albright 综合征。另外还有性欲减退、流产、肥胖、面部阵发潮红等症状。全身皮下脂肪增多、肥胖、性功能低下甚至丧失,称为肥胖性生殖器退化症。青春期前发病者,发育延迟,原发闭经。男性少见,临床表现为性欲减退、阳痿、不育、毛发稀少、肥胖、乳房发育及溢乳,后期外生殖器变小,睾丸萎缩变小,不育。性腺功能低下的原因是催乳素抑制了性腺对促性腺激素的反应性,亦抑制促性腺激素对性腺的作用。

(2)生长激素腺瘤(GH 细胞腺瘤):占分泌性腺瘤的 20%～30%。肿瘤持续分泌生长激素。在青春期前骨骺尚未闭合的患者,表现为巨人症;成年后则表现为肢端肥大症,典型症状是颅骨增厚、颧骨、鼻窦、乳突增大,下颌突出,牙齿稀疏,手足粗大,肤色变黑,关节酸痛,肢体屈伸不便,皮肤粗糙,毛发增多,鼻、唇及舌增大,声带肥厚,声音低沉,可有糖尿及血压升高。本症病程缓慢,常在 5 年以上方能确诊。早期可有垂体功能亢进症状,如精力旺盛、性欲亢进、毛发增多;晚期则有全身乏力、记忆力减退、注意力不集中、头痛及全身疼痛等。部分女性患者有闭经,可有血 PRL 增高,可能为下丘脑控制失调或为 GH-PRL 混合性腺瘤。本症少数病例可产生多汗,突眼性甲状腺肿,35% 病例可伴发糖尿病,部分有血清无机磷、血钙及磷酸酶增高,少数病例可因脊椎进行性增生产生椎管狭窄症状。

(3)促肾上腺皮质激素腺瘤(adrenocoreicotropic hormone adenoma,ACTH 腺瘤):肿瘤细胞分泌过多 ACTH 导致肾上腺皮质增生,引起皮质醇增多症,有多种物质代谢紊乱。因脂肪代谢紊乱可产生向心性肥胖,头、面、颈及躯干处脂肪增多,脸呈圆形(满月脸),脊柱后凸使背颈交界处有肥厚的脂肪层(水牛背),四肢则相对瘦小。因蛋白质代谢紊乱可导致皮肤的真皮层成胶原纤维断裂,在下腹壁、股、臀及上臂等处产生"紫纹"及多血面容;骨质疏松导致腰背酸痛、佝偻病、病理性骨折,儿童可影响骨骼生长,血管脆性增加可导致皮肤瘀斑、伤口不易愈合等。因糖代谢紊乱可产生类固醇性糖尿病(20%～25%)。因电解质代谢紊乱后少数患者晚期可产生血钾、血氯降低,血钠增高,导致低钾、低氯性碱中毒。因垂体促性腺激素的分泌受抑制,有70%～

80％女性患者会出现闭经、不孕及不同程度男性化(乳房萎缩、毛发增多、痤疮、喉结增大、声音低沉等),男性有性欲减退、阳痿、睾丸萎缩等,儿童则生长发育障碍。85％患者有中度高血压,晚期可导致左心室肥大、心力衰竭、心律失常、脑卒中及肾衰竭。患者机体免疫功能降低,抗感染能力降低,如患有细菌性或真菌性感染可经久不愈。若患者肾上腺皮质功能不全,可有血压偏低、低血糖、贫血、嗜酸粒细胞增高等。如果进一步加重,可出现水、脂肪、糖代谢障碍,体温改变或多饮多尿,血糖、尿糖增高,嗜睡,甚至意识不清,呈高渗性脑水肿而出现"垂体性恶病质"。

(4)Nelson 征:患库欣综合征患者经双侧肾上腺切除后,有 10％～30％患者于 1～16 年后可发生垂体瘤,其原因多认为原库欣综合征即为 ACTH 微腺瘤所致,因肿瘤微小检查未能发现,或忽略做进一步检查;双侧肾上腺切除后,因缺少皮质醇对下丘脑释放促肾上腺皮质激素释放激素的负反馈作用,使促肾上腺皮质激素释放激素得以长期刺激垂体产生肿瘤或使原有微腺瘤增大而产生症状。年轻妇女及术后妊娠者易发生。临床上可有全身皮肤、黏膜等处色素沉着,有 10％～25％肿瘤呈侵蚀性,可长入海绵窦、脑其他部位及向颅外转移。

(5)促甲状腺激素腺瘤(TSH 细胞腺瘤):患者的血 TSH、T_3、T_4 均增高,有甲状腺增大;局部可扪及震颤、闻及血管杂音,有时有突眼、性情急躁、易激动、双手颤抖、多汗、心动过速、胃纳亢进、消瘦等。TSH 腺瘤可继发于原发性甲状腺功能减退,用甲状腺激素治疗,可使此类患者的 TSH 恢复正常,肿瘤缩小。

(6)促性腺激素腺瘤:多见于成年男性,血 FSH 增高,睾酮降低。早期可无性功能改变,晚期男性可有性欲减退、阳痿、睾丸缩小、不育等,女性有月经紊乱或闭经。

(7)混合性腺瘤:随各种分泌过多的激素产生相应的内分泌亢进症状。

(8)无分泌功能腺瘤:多见于 30～50 岁成年人,男性略多于女性。肿瘤生长缓慢,确诊时肿瘤已较大,压迫及破坏垂体较显著,产生垂体功能低下症状。一般促性腺激素分泌最先受影响,男性表现为性欲减退、阳痿,外生殖器缩小,睾丸及前列腺萎缩,精子量少或缺如,第二性征不显著,皮肤细腻,阴毛呈女性分布;女性有月经紊乱或闭经,乳房、子宫及其附件萎缩,阴毛及腋毛稀少,肥胖等;儿童患者则有发育障碍,身材矮小,智力减退。其次为促甲状腺激素不足,表现为畏寒、嗜睡等。最后影响促肾上腺皮质激素,使其分泌不足,导致氢化可的松分泌减少,易产生低血糖、低钠血症,患者有虚弱无力、畏食、恶心、抵抗力差、血压降低、体重减轻、心音弱、心率快等表现。儿童可因 GH 分泌减少产生骨骼发育障碍,体格矮小,形成生长激素缺乏性侏儒症。少数肿瘤压迫神经垂体或下丘脑,产生尿崩症。

(二)头痛

以眶后、双颞侧或前额部为多见,多由肿瘤刺激或鞍内压增高,垂体硬膜囊及鞍膈受压所致。当肿瘤突破鞍膈,鞍内压降低,疼痛则可减轻甚至消失。肿瘤侵犯颅底硬脑膜、血管和三叉神经,也可导致疼痛。若肿瘤长入第三脑室及侧脑室内,亦可出现颅内高压症。

(三)视力、视野障碍症状

视力、视野障碍多由肿瘤压迫视神经、视交叉与视束所致。一般病程在中、晚期,先出现视野象限性缺失,继而出现典型的双颞侧偏盲,最后至全盲。在视野障碍同时,可出现视力减退,甚至完全失明。若肿瘤向两侧发展或侵入海绵窦,亦可累及第Ⅲ、Ⅳ、Ⅴ、Ⅵ对脑神经,引起眼肌麻痹。因视神经直接受压所致,为原发性视神经萎缩表现,视盘苍白、缩小。

（四）其他神经和脑损害症状

其他神经和脑损害症状取决于肿瘤大小及其生长方向。肿瘤压迫或侵入下丘脑可使患者产生嗜睡、精神异常、尿崩症及高热等。向前生长压迫额叶可产生精神症状、癫痫、嗅觉障碍等；向颅中窝生长影响梅克尔憩室可产生三叉神经痛、影响颞叶及压迫颈内动脉产生颞叶癫痫、精神症状、偏瘫、失语等；少数可长入颅后窝，基底节及内囊等处，产生脑干受压、脑积水、偏瘫等。肿瘤向下生长可突入蝶窦、咽顶及鼻腔，产生鼻出血、脑脊液鼻漏及颅内感染。

四、辅助检查

（一）颅骨 X 线检查

X 线片只能提供间接诊断依据，对诊断大的腺瘤有帮助。包括蝶鞍平片、蝶鞍薄分层片，可见蝶鞍扩大、鞍底倾斜、鞍背及鞍底骨质侵蚀变薄或双鞍底、前床突下缘凹入，这些只表现于中等或大的垂体腺瘤中，而蝶鞍的薄（2～3 mm）梅花型体层 X 线片，对垂体微腺瘤的诊断具有重要意义。鞍结节角的变化是早期垂体腺瘤征象之一。在标准矢状位分层片上，此角正常为110°，随垂体腺瘤的生长，此角会渐渐变小，可由钝角变为直角或成锐角，且可见鞍背及鞍底骨质吸收。

（二）脑血管造影

脑磁共振血管造影（magnetic resonance angiography，MRA）现已很少应用，但在某些病例的鉴别诊断中却十分必要。海绵间窦造影可能对早期肿瘤的发现有帮助。脑血管造影、MRA有助于排除血管性病变。

（三）CT 检查

用高分辨率多层面 CT 冠状扫描能直接显示垂体本身轮廓。位于鞍内的垂体腺瘤也可以通过 CT 检查发现，再加上显影剂的应用，效果更好。若肿瘤内有低密度区或高密度区，则提示囊性变、坏死或出血。垂体微腺瘤一般在平扫时呈低密度，注射增强剂后，正常垂体增强，而微腺瘤不增强。大的垂体瘤，一般在注射对比剂后呈增强效应。

（四）MRI 成像

在 T_1、T_2 加权图像中，肿瘤的信号与脑灰质为同步变化或略低，其形态呈圆形、椭圆形或不规则形，且向鞍上或鞍旁生长，并可以显示肿瘤与毗邻组织的关系。微腺瘤则为高或等信号区，囊变为低信号区，出血时可为高信号区。MRI 在鉴别鞍结节脑膜瘤、颅咽管瘤、鞍区动脉瘤、海绵状血管瘤及 Rathke 囊肿等病变中有较高的应用价值。

五、诊断

垂体腺瘤的确诊，除依据临床症状外，尚需进行眼科学检查及内分泌学检查。

（一）神经眼科学检查

早期为视力减退或视野缺损，一般由双颞侧偏盲开始，逐渐加重。晚期为单眼或双眼失明。眼底改变多为原发性视神经萎缩。

（二）神经内分泌变化

一般认为腺垂体可分泌促肾上腺皮质激素（ACTH）、黑色素细胞刺激素（MSH）、生长激素

(GH)、催乳激素(PRL)、促甲状腺激素(TSH)及促性腺激素(LH 及 FSH),不同类型肿瘤及不同年龄者其改变水平不同。垂体激素的分泌呈脉冲样释放,有昼夜节律变化,受机体内外多种因素的影响,不能靠单次测定结果诊断。

内分泌检查包括测定垂体及靶腺激素水平及垂体功能动态试验,以了解下丘脑-垂体-靶腺的功能。

六、治疗

(一)手术治疗

手术切除肿瘤是目前治疗垂体腺瘤的主要手段。手术目的为消除肿瘤、视路减压和恢复正常垂体功能。手术适用于各种较大的垂体腺瘤,微腺瘤中的 ACTH 型、GH 型以及药物治疗不能耐受或不敏感的 PBL 腺瘤。对 PRL 微腺瘤,首选治疗方法尚存在争议,欧洲多主张药物治疗,而北美多主张手术治疗。对 TSH 微腺瘤,不应首选手术治疗。

(1)经蝶手术。目前常用的经蝶手术方式有经鼻-鼻中隔-蝶窦入路术式、经口唇下-鼻中隔-蝶窦入路术式及经鼻外筛窦-蝶窦入路术式等。

经蝶窦手术适应证:①各种鞍内腺瘤。②各型向鞍上生长,鞍膈开口较大,估计经蝶手术可解除压迫、改善视力者。③垂体腺瘤伴有囊性变者,垂体卒中无颅内血肿或蛛网膜下隙出血者。④垂体腺瘤伴有脑脊液漏者。⑤视交叉前方固定,开颅术易损伤视神经者。

手术禁忌证:①凡患有急性或慢性鼻炎、鼻窦炎者。②以侧方扩张侵犯海绵窦为主的肿瘤。③蝶窦气化不良者为相对禁忌证。

(2)经颅手术的指征:①肿瘤向鞍上长生呈哑铃状者。②肿瘤突向第三脑室伴有脑积水者。③肿瘤向前、颅中、后窝生长者。④视力、视野明显障碍者。⑤蝶窦气化差且无微型电钻设备者。⑥有鼻或鼻旁窦慢性炎症者。经额入路术式中有经硬脑膜外进路与硬脑膜下进路。还可经翼点入路手术、经中线胼胝体入路手术等。

(二)放射治疗

放射治疗的指征:①手术未能做肿瘤全切除,肿瘤残余或复发。②术中证实或病理证实有脑膜、骨质侵蚀或肿瘤有恶变者。③微腺瘤不愿手术,药物治疗无效者。④高龄、身体情况差,不能耐受手术者。垂体肿瘤放疗都是有效的,对垂体腺长期损害轻微,并发症发生率低。每日照射1.8 Gy,总量在45~50 Gy 为宜。若超量会造成脑组织坏死,视路损害与垂体腺功能低下。术后放疗时间,在术后 15 天至 1 个月后为妥。对于术后视功能严重障碍的病例,术后早期放疗会造成视力、视野恢复停顿,甚至进一步损害。放疗可延至术后 6 个月开始进行。

术后放疗作为辅助治疗者居多,而单纯放疗者少。关于放疗的方式,可分外照射与植入照射两种。国内应用放射性钴或直线加速器为放射源者多,采用 γ 刀的治疗者也有报道,远期效果有待进一步观察。总之,放疗在治疗与防止术后复发中是有效的。

(三)药物治疗

药物治疗适应证为:①PRL 微腺瘤。②不适于手术或不愿手术的 PRL 腺瘤患者。③术后和(或)放疗后垂体激素值仍增高者。④大型 PRL 腺瘤可在术前短期(3 个月以内)服用溴隐亭,待肿瘤体积缩小时再予手术治疗,为争取手术彻底切除创造条件。⑤妊娠期肿瘤增大者。

溴隐亭是一种半合成的麦角生物碱溴化物,为多巴胺促效剂,能有效抑制 PRL 的分泌,并能部分抑制 GH 浓度,对控制泌乳、恢复月经及改善症状有一定的帮助,并能使部分不孕者怀孕。对整体的生长与性成熟均有一定效果。在青春期患者中,对大腺瘤的治疗亦有效,平均70%的患者治疗后可见肿瘤缩小,视野明显改善,垂体功能显著改善。但是在停药后,症状会重新出现,故药物治疗只起改善症状、缩小瘤体的作用,而不能根除肿瘤。另外还会有恶心、呕吐、乏力、直立性低血压等不良反应。

治疗 GH 腺瘤的药物有溴隐亭和类生长抑素制剂。奥曲肽是生长抑素的衍生物,能特异性抑制 GH,其生物活性为生长抑素的 102 倍。用此药治疗 TSH 腺瘤和 GnH 腺瘤,也有一定疗效。但此药只有针剂,需每天肌内注射 2~3 次,不便长期使用。现已有长效的奥曲肽,可每月注射 1 次,是很有希望的高 GH 血症的治疗药物。

药物治疗 ACTH 腺瘤的效果不理想。药物治疗仅对部分患者有效,常用的药物有赛庚啶、氨鲁米特、安妥明(氯贝丁酯)、甲吡酮等。

第五节 听神经瘤

一、概述

颅内神经鞘瘤约占全部脑瘤的 10%,听神经瘤则占颅内神经鞘的 90% 以上,大多数发生于听神经的前庭部分,少数可发生于该神经的耳蜗部分。好发于中年人,高峰年龄为 30~50 岁。听神经瘤大多数为单侧性,少数为双侧。

二、病理

听神经瘤有完整包膜,表面大多光滑,有时可呈结节状,其形状与大小取决于肿瘤的生长时长。肿瘤的实质部分色泽灰黄至灰红色,质坚而脆,易于钳取,但有的质地较韧。瘤组织内常有大小不等的囊肿,大小自数毫米至数厘米直径不等,内含淡黄色透明囊液。肿瘤与小脑邻接处黏着较紧,但一般不侵犯小脑实质,分界清楚。由于肿瘤起源于蛛网膜外,随着肿瘤的逐渐增大,肿瘤的表面会覆盖一层蛛网膜,有时包裹一定数量的脑脊液,初看像一蛛网膜囊肿。在这一生长过程中,与听神经前庭支伴行的耳蜗支及面神经走行于肿瘤包膜和蛛网膜的夹层中。

肿瘤的血供主要来自小脑前下动脉。该动脉自基底动脉的下 1/3 段侧面分出,在接近肿瘤处分出一支进入肿瘤包膜,再分成若干小支进入肿瘤组织。此外,从基底动脉分出的小脑上动脉、脑桥动脉、内听动脉及由椎动脉分出的小脑后下动脉等,也都可有分支供应肿瘤。在与小脑相接触的表面亦可接受来自小脑表面动脉的血供。肿瘤的主要静脉回流通过岩静脉进入岩上窦。

三、临床表现

听神经瘤的病程很长,自发病到住院治疗期限为 3.6～4.9 年,症状存在时间可自数月至十余年不等。本病的首发症状几乎都是听神经本身的症状,包括头昏、眩晕、单侧耳鸣及耳聋。耳鸣为高音调,似蝉鸣或汽笛声,呈连续性,常伴听力减退。在嘈杂环境中辨别语言能力的下降是听神经瘤患者早期听力下降的典型表现。由于本病的头昏、眩晕都不剧烈,也不伴有恶心、呕吐,常被患者忽视。听神经瘤主要引起脑桥小脑角综合征,包括听神经前庭支及耳蜗支的功能障碍,各邻近脑神经的刺激或麻痹症状,小脑症状,脑干症状(包括各长传导束的功能障碍),后期出现颅内压增高症状等。

库欣对听神经瘤的症状做了较详细的描述,症状出现的程序为:①耳蜗及前庭神经的症状。②小脑性共济运动失调。③邻近脑神经受损症状,如病例面肌抽搐、面部感觉减退、周围性面瘫等。④颅内压增高症状。⑤晚期症状,如吞咽困难、饮食呛咳等,最后出现小脑性危象,呼吸困难等。但它只适用于某些典型的听神经瘤患者,不典型患者常不符合。

根据肿瘤的大小及其相应的临床表现可将肿瘤的发展过程分为四期。

第一期:管内型,直径<1 cm,位于内耳道内,仅有听神经受损的表现。

第二期:小型肿瘤,直径 1～2 cm,除听神经症状外可出现邻近脑神经症状如三叉神经,也可有小脑功能障碍,但无颅内压增高。脑脊液内蛋白含量轻度增高,内听道有扩大。

第三期:中等型肿瘤,直径 2～3 cm,除上述症状外有后组脑神经及脑干功能的影响,小脑症状更为明显,并有不同程度的颅内压增高,内听道扩大并有骨质吸收。

第四期:大型肿瘤,病情发展已到晚期,阻塞性脑积水表现严重,脑干受损亦很明显。有的患者甚至有意识障碍或意识不清,并可有角弓反张样强直性发作。

四、辅助检查

对成年人不明原因的耳鸣,伴有进行性听力减退者,应予充分重视,切勿轻易排除听神经瘤的可能,需进行下列检查。

(一)听力试验

可区别耳聋是传导性还是感音性。传导性耳聋气导小于骨导,感音性耳聋则气导大于骨导。骨导比较试验,传导性耳聋音偏患侧,感音性耳聋音偏健侧。电测听检查更为准确,对听神经瘤的早期诊断具有较大价值,可获得以下特征:①患者的听力减退符合神经性感音性耳聋。②双耳交替响度平衡试验没有复聪现象。复聪现象是鉴别耳蜗型感音性耳聋与神经性感音性耳聋的重要方法。③Bekesy 听力测验。根据间断音与持续音的相互关系可分为 4 型,Ⅲ与Ⅳ型多为听神经病变。

(二)前庭功能试验

听神经瘤多起源于听神经的前庭部分,早期采用冷热水(变温)试验几乎都能发现患侧的前庭功能有损害的现象(反应完全消失或部分消失)。前庭直流电刺激试验是另一种鉴别终器病变和神经病变的方法。当直流电刺激前庭系统,眼球震颤的快相总是向阴极一侧。如周围神经元及前庭终器被破坏,这种反应仍然存在,如周围神经元及前庭神经纤维破坏,则直流电反应完全消失。因此这一方法可用来作早期诊断以区别听神经瘤与耳蜗病变。

（三）头颅平片

主要表现是内听道的扩大、骨侵蚀或骨质吸收，大多数病例均可见。正常的内听道宽度为4～7 mm，平均为5.5 mm，可有1～2 mm的差异。超出这一差异提示具有诊断意义。肿瘤较大者还可以引起岩骨嵴的破坏，甚至形成骨缺损，破坏的边缘锐利而整齐。听神经瘤如引起颅内压增高，可兼有颅内压增高的X线表现。

（四）CT检查

仅位于内耳道内的听神经瘤或侵入脑桥小脑三角直径<1 cm的小肿瘤，可无异常发现，除非作岩骨的连续CT扫描。肿瘤较大时，则表现为圆形或分叶状低密度病灶，边界清楚，与岩骨后缘紧密相连，部分病例肿瘤呈等密度，边界不清，少数呈略高密度。77%～95%患者的内耳道呈锥形或漏斗状扩大，第四脑室受压变形向对侧移位或完全闭塞，梗阻上方脑室有不同程度扩大，病侧脑桥小脑三角池多闭塞，偶可见残存部分扩大。增强检查，肿瘤多有明显强化，强化区内常有大小不等的密度区，代表囊变或坏死部分。低密度区有时扩大几乎占据整个肿瘤，仅周边发生强化，偶发生肿瘤内出血，并可见瘤壁内环状强化。

（五）MRI检查

在MRI图像上，与邻近脑组织相比较，肿瘤在T_1加权图像上表现为略低信号或等信号，T_2加权图像上则表现为明显高信号。肿瘤可为实质性肿块或部分囊性变。注射Gd-DTPA增强后，其实质部分出现增强，信号明显上升，囊性部分无强化。MRI影像诊断是诊断听神经瘤最为可靠的方法。MRI增强薄层扫描可诊断和早期发现小听神经瘤，是目前公认的最可靠的方法。

五、治疗

听神经瘤为良性肿瘤，治疗原则为手术全切除，可根治。但有时由于患者的体质条件、肿瘤解剖上的关系等不能做到全切除，同时面神经、听神经的功能也不能保留，甚至会危及生命。近年来由于显微神经外科技术的应用和对肿瘤的早期诊断，大大提高了肿瘤的全切除率，面神经解剖和功能的保留已达到了较高的水平，降低了手术死亡率。目前已进入争取保留听力功能的时代。

（一）手术方式的决定

听神经瘤的手术有3种入路。

1.单侧枕下入路

为最常用的传统入路。优点为显露好，可以保留听力和面神经功能。缺点为手术损伤大，必须暴露并牵拉小脑，手术时间较长。

2.经迷路入路

常规用于小肿瘤伴听力完全丧失的患者。其优点为手术完全在硬脑膜外，很少对小脑和脑干造成骚扰，危险性小。主要缺点是造成听力的永久性丧失。

3.颅中窝入路

手术在耳上硬脑膜外操作，适用于小肿瘤。优点为可保留听力，主要缺点为牵拉颞叶。

3 种手术入路各有其手术适应证。一些肿瘤直径<3 cm 而有手术的相对或绝对禁忌证者，可首先采用立体定向放射外科，如 γ 刀和 X 线刀进行治疗外。可根据肿瘤的大小、位置、听力损害程度、患者年龄、神经外科医生的习惯和爱好不同采用恰当的入路进行手术治疗。术式的选择并无绝对的标准。这里介绍一些近代学者的观点。

（1）中等大小肿瘤（直径 2.5～4 cm）伴听力丧失：最为常见。虽然肿瘤对脑干已有程度不等的压迫，但临床症状很少。到目前为止，很少有患者能借手术达到恢复已经丧失的听力，因而可采用枕下入路或经迷路入路。目前大多数患者都可以根治并保留除听神经外所有脑神经的功能。

（2）大型肿瘤（直径>4.5 cm）伴听力丧失：以最常用的枕下入路为好，能清楚辨别各脑神经之间的关系并从肿瘤包膜上进行分离。也有人选用经迷路入路，但全切除比例明显减少。这类患者如有梗阻性脑积水，术前先做分流术或脑室外引流术较为安全。

（3）小肿瘤（直径<2 cm）伴听力丧失：经迷路或枕下入路均比较容易切除，不能认为小肿瘤就能保留听力。但如果听力不是完全丧失，仍应首选枕下入路以试图进行听力的保留。如为老年人，从安全角度出发可首选经迷路入路。另外，立体定向下放射外科也可选择，但最终不能保留听力。

（4）内听道内肿瘤：这类肿瘤发现时，听力基本上完好，临床上只有耳鸣或轻度的听力丧失。可选择枕下入路或中颅窝入路。经迷路入路是最安全的方式，但会失去听力。

（5）老年体弱患者伴大听神经瘤：身体状况良好的老年患者能承受大听神经瘤的全切除，并保留包括面神经在内的受损脑神经，只是术后恢复的时间明显延长。但是伴有其他疾病的患者耐受全切除手术的能力很差，糖尿病、高血压均可增加手术死亡率，这种情况下经迷路入路行听神经瘤囊内切除乃是最佳选择，患者恢复时间短，造成脑功能缺失症状的危险很小，肿瘤复发时仍可再次进行手术。

（6）老年患者伴小肿瘤：如果听力丧失，立体定向下放射治疗是较好的选择。如果听力完好可继续随访，第 1 年每 3 个月 1 次，第 2 年每半年 1 次，以后每年 1 次。偶尔肿瘤会很快长大，可根据全身情况选择术式。只要肿瘤保持在很小的体积，而且无明显进展，老年人的小肿瘤可以不做手术。

（7）年轻患者伴小肿瘤或内听道内肿瘤且尚有听力存在：理论上这是目前最有机会保留听力的一种手术。颅中凹入路是切除内听道内肿瘤的最好入路。虽然听神经瘤的生长速度不能确定，但年轻患者的小肿瘤无疑会增大，因此主张积极手术治疗。至目前为止，尚没有资料显示这类患者的听力究竟能否得到保留，因而仍是当前需努力探讨和解决的问题。

（8）听神经瘤伴对侧听力的丧失：对于大的肿瘤除了手术别无选择。手术应尽一切努力完整保留第Ⅷ脑神经。目前已有人采用耳蜗植入物等现代技术来增加听力，但效果尚不肯定。如果症状不太严重可推迟手术，直至学会哑语并有充分思想准备后再行手术。

（二）面神经的保留与恢复

目前无论肿瘤大小均可以设法保留面神经，即便在术中离断，多数亦可进行吻合。术中无面神经损伤，但有功能缺失的恢复时程差别较大，可根据下述情况进行判断。

（1）患者术后面神经功能正常的患者，虽有轻度的面肌无力，但一般数天即可恢复。

（2）患者术后面神经功能正常，但逐渐在 24～72 h 内发展成明显面瘫。如为部分性瘫，一般数周至数月内可恢复；如果为完全性面瘫，则需 3～6 个月的恢复时间。

（3）患者术后面神经功能正常而在术后几天内突然完全面瘫，患者可确切地说出发生的时间，被认为由血管因素引起，恢复很慢，需要 6～12 个月或更长。

（4）患者麻醉清醒后即有部分面瘫，但并不加重，大多于数周至数个月恢复。

（5）患者清醒后，面瘫由部分性逐步发展成完全性，大多在 3～6 个月恢复。

术中神经切断并作了无张力端主端吻合者，面神经功能的恢复至少需等待 1 年。如果 1 年后仍无临床上和肌电图上神经恢复的迹象，则有理由作神经移植。面神经移植前应采用面肌刺激以保持健康的面肌张力。神经移植可选用舌下神经或副神经的胸锁乳突肌支。

（三）影响保留面神经的因素

（1）肿瘤的性质。巨大、质硬、包膜菲薄和血供丰富的肿瘤，手术时容易导致面神经损伤，其中尤以血供的影响最大。血供丰富的肿瘤，手术时出血较多，血液布满术野，神经的行径不易辨认，操作时易被误伤。

（2）神经被肿瘤牵伸的长度。面神经未被显著拉长，长度 <3 cm 者容易保留。

（3）术前面神经的麻痹程度。术前有明显面瘫的患者，其面神经已被肿瘤推压成薄片，外观犹如一条纤维带，手术游离神经时会导致神经离断或将神经轴突损伤。

20％的患者可于术后发生迟发性面瘫，这与术后内耳孔处面神经发生水肿有关，虽然大多数可完全恢复面神经功能，但有一部分患者可发生轻瘫或全瘫。因此术中做内耳道底至膝状节的面神经迷路骨段骨减压，并用地塞米松浸润的吸收性明胶海绵置于水肿改变的神经附近，常能获得较好的疗效，并可避免全身用药的不良反应。

术后由于面瘫、眼睑闭合不全、部分角膜及巩膜暴露干燥，可引起眼部感染和角膜炎，应用金霉素眼膏将患眼封住，并加用眼罩保护。术后三叉神经功能障碍，角膜失去感觉、营养，极易形成角膜溃疡，导致患眼的眼内感染而失明，应尽早作眼睑缝合，待三叉神经与面神经功能部分恢复后才可拆开。

听神经瘤手术有时由于后组脑神经及脑干功能受到影响，可出现暂时的吞咽困难，咽喉及咳嗽反射消失等情况，极易引起吸入性肺炎和窒息，因此术后 1～2 天内应禁食。如此后仍未恢复，应给予鼻饲，鼓励患者咳嗽，以保持呼吸道通畅。如术后患者虚弱，意识不清，或不能自行咳痰者，为防止呼吸道的阻塞，应作气管切开。

（四）立体定向放射治疗听神经瘤

立体定向放射治疗（stereotactic radi-otherapy，SRT）的原理是应用聚焦的放射束杀死肿瘤细胞而保持邻近的正常组织结构。刀系统、直线加速器及回旋加速器组成 SRT 的优点是可以 1 次完成治疗，并可缩短住院时间。SRT 的治疗目的是抑制肿瘤生长，但肿瘤并未消失，肿瘤细胞仍然存在，有出现潜在生长的可能。SRT 的并发症与显微手术切除听神经瘤相同。包括面瘫（17％～32％）与面部麻木（19％～34％）。脑神经缺失是迟发的，多在 SRT 后 5～6 个月出现，长期听力保存者占 25％。一般认为，放射治疗限于不能或不愿手术者。

第六节　星形细胞瘤

　　星形细胞瘤,顾名思义,肿瘤形状呈"星状"。根据肿瘤的分化程度和侵袭性可分为 4 个不同的级别,包括分化良好的(良性)星形细胞瘤、弥散性星形细胞瘤、间变性星形细胞瘤和恶性程度最高的胶质母细胞瘤。星形细胞瘤多数位于大脑半球。当然,只要有星形细胞成分的部位都可以发生,如脑干、视神经、小脑及脊髓。低度恶性的星形细胞瘤有进行性发展为高度恶性胶质瘤的趋势,如胶质母细胞瘤可来源于低级别胶质瘤,称为继发性胶质母细胞瘤,也可为原发,称为原发胶质母细胞瘤。

一、临床特征及诊断

　　(一)大脑半球星形细胞瘤

　　1.弥散性星形细胞瘤

　　弥散性星形细胞瘤具有分化程度较高、生长缓慢、弥散性浸润周围正常脑结构的特点,有恶性进展的倾向,为 WHO Ⅱ 级肿瘤。弥散性星形细胞瘤占成人脑胶质瘤的 36%,主要见于青壮年,男性偏多,可发生在中枢神经系统的任何部位,以大脑半球多见,多累及额、颞叶。

　　大脑半球星形细胞瘤发病缓慢,病程较长,所出现的临床症状体征,由肿瘤对神经元和神经纤维的直接浸润和破坏、肿瘤压迫邻近结构、瘤周微环境的失衡及颅内高压引起。癫痫为本病常见症状,并常为首发症状,称为肿瘤相关性癫痫,可以是部分性发作,也可以是复杂性发作。有部分患者被误认为原发性癫痫而治疗多年,直到发现颅内压增高症状才发现肿瘤。患者神经缺陷的症状和体征主要取决于肿瘤的部位,根据肿瘤累及的不同部位可以表现出不同的症状和体征。精神症状常见于额叶患者,尤其是广泛浸润、沿胼胝体向对侧额叶扩展者多表现为神经精神症状,以情感异常和痴呆为主。颅内压增高的症状主要包括头痛、呕吐、视盘水肿、视力视野改变、复视头颅扩大(儿童患者)和生命体征的改变等,多出现较晚。

　　CT 扫描的典型表现为均一的等密度或低密度病灶,边界不清。15%~20%的病例中出现钙化,个别肿瘤中有囊变,偶有瘤内出血。瘤周水肿无或轻微;肿瘤没有或仅轻度对比增强。MRI 成像表现为 T_1WI 为等或低信号,T_2WI 及 FLAIR 成像为均匀高信号,范围超过 T_1WI 上的低信号区。病变集中在白质区,受累半球可表现为轻度肿胀。出血和对比增强较少见。

　　组织病理上表现为瘤组织内有大量增生的胶质纤维。罕见有丝分裂,轻度核异形。此类肿瘤需要与胶质增生进行鉴别。星形细胞瘤呈弥散性生长,瘤组织内微小囊性变,有核偏移。

　　2.间变性星形细胞瘤

　　间变性星形细胞瘤为 WHO Ⅲ 级,是一种过渡型肿瘤,有发展为多形性胶质母细胞瘤的可能。一般源自低级别的星形细胞瘤,但是也有在初次活检时即为此诊断。间变性星形细胞瘤好发于 60 岁以前,男性发病率高于女性。好发部位与弥散性星形细胞瘤相同,好发于大脑半球,易累及额、颞叶。

CT 扫描表现为边界不清的混杂密度病灶伴瘤周水肿及占位效应,钙化少见,可有瘤内出血。20％的病例会出现囊变,多数病例可有不均匀对比增强,有时表现为不规则强化环。MRI 成像在 T_1WT 为等至低的混杂信号,可见出血灶;T_2WI 为中心高信号,周围等信号,并伴有指状高信号的水肿带;肿瘤有中度占位效应。对比增强后可出现部分或环状不规则强化。

组织病理上表现为星形细胞密集、分化不一、明显核异形、多见核形状不规则、核分裂象较为多见。瘤组织内血管增多,血管内皮细胞增生。

由低级别星形细胞瘤进展而来的间变性星形细胞瘤,典型的症状为肿瘤切除后再度出现神经功能缺陷、癫痫和颅内压增高。但有时可以没有先前弥散性星形细胞瘤的阶段,而是在病史存在 6~24 个月或以后,直接诊断为间变性星形细胞瘤。这样的患者头痛、精神症状、局灶性神经功能障碍更常见,而癫痫的发生率在快速生长的病变中比前者更低。

（二）小脑星形细胞瘤

70％~80％的小脑星形细胞瘤发生于儿童,多为 WHO Ⅰ~Ⅱ级,生长缓慢,病程相对较长,高度恶性者少见。肿瘤常为囊性,囊液含有较多的蛋白成分,50％以上囊壁上有 1 个或多个典型结节。

起源于小脑半球者,早期表现为一侧的小脑受累症状,随着肿瘤增大,可累及中线、四脑室,阻塞脑脊液通路,引起脑积水,表现为颅内高压症。起源于小脑蚓部者,直接侵犯四脑室甚至脑干,临床上早期就出现共济失调和脑神经麻痹等。由于儿童查体困难和表述能力有限,早期临床表现易被忽略,就诊时伴有梗阻性脑积水和明显的颅内高压多见。

临床上可将小脑星形细胞瘤分为实性瘤体型、瘤在囊内型及囊在瘤体内型。在 CT 或 MRI 中,实性瘤体型主要表现为肿瘤无明确的边界,无或有小的囊变,瘤体不均匀增强、瘤体周围可有轻度水肿。瘤在囊内型表现为在一个巨大的囊腔边缘有较大的实体肿瘤结节,囊壁光滑,一般不增强,瘤体周围无水肿,实性结节强化较明显。囊在瘤体内型表现为肿瘤有一个巨大囊变,囊壁较厚,有明确的增强,瘤体周围无明确水肿。在 MRI 上囊腔的信号依囊液蛋白含量而定。出血及钙化不多见,钙化的发生率小于20％。

（三）脑干星形细胞瘤

脑干胶质瘤 95％以上来源星形细胞。脑干胶质瘤是发生在脑桥、中脑和延髓的胶质瘤的统称。发病年龄有两个高峰,第一个高峰在 5~10 岁,第二个高峰在 40~50 岁,因此可分为儿童型和成人型。儿童相对较多见,占儿童所有中枢神经系统肿瘤的 10％~20％,占儿童颅后窝肿瘤的 30％。根据影像学表现,脑干胶质瘤大致分为以下 4 型。

（1）弥散内生型:大多位于脑桥,是最典型的脑干胶质瘤,占 80％,也是预后最差的类型。

（2）局灶型:占脑干肿瘤的 5％~10％,肿瘤局限境界清,无浸润及水肿。

（3）背侧外生型:占脑干胶质瘤的 10％~20％,肿瘤起源于四脑室底的室管膜下胶质组织,主体位于四脑室内,很少侵犯脑干,症状发生晚。

（4）颈延髓交界型:占脑干肿瘤的 5％~10％,类似延髓内或脊髓内起源的胶质瘤,肿瘤中心可位于延髓或颈髓内。

弥散型大多是高级别星形细胞瘤,进展迅速,可有囊变、出血或坏死。局灶型和腹侧外生型组织学级别较低,多为纤维型或毛细胞型星形细胞瘤,进展相对缓慢。颈延髓型多为低级别星形细胞瘤,生长缓慢,高增生及浸润性行为少见。

弥散型 MRI 影像上,表现为以脑桥为中心弥散浸润和膨胀,多数呈等、长 T_1 长 T_2 信号,增强情形不一致,可有较明显的瘤周水肿,MRI 影像能精确地描述肿瘤的位置和浸润、扩展的程度及是否伴有梗阻性脑积水等。局灶型和背侧外生型 MRI 呈长 T_1 长 T_2 异常信号,可有均匀一致强化,边界相对清楚,区分于正常组织。

肿瘤的位置和生长方式决定了不同的临床表现。局灶型和背侧外生型相对进展缓慢,起病隐匿。脑干占位病变除中枢神经系统疾病常见症状,如颅内高压症、认知及行为改变外,还有其他三类表现。包括神经核团及脑神经体征,如吞咽障碍、面瘫及眼睑下垂等;长束征,如偏瘫、偏生感觉障碍等;共济失调体征。多数患者有颅内压增高及枕颈部不适表现。

二、治疗和预后

(一)基本治疗原则与预后

目前全球不同国家和地区已制定并实施了多种版本的中枢神经系统肿瘤的治疗指南。美国国立综合癌症网络集合多家世界顶级癌症研究中心制定了《NCCN 肿瘤学临床实践指南》。该指南已成为全球肿瘤临床实践中应用最为广泛的临床指南。

手术切除联合放射治疗、化学治疗及分子靶向治疗是目前公认的基本治疗原则,其中最大范围的安全切除是决定患者预后的主要因素之一。对于低级别星形细胞瘤,手术后可辅以放射治疗。而对于高级别胶质瘤,特别是胶质母细胞瘤,强调手术后替莫唑胺同步放化疗及辅助化疗的标准治疗方案。

对于大脑半球弥散性星形细胞瘤,肿瘤全切者 5 年生存率可达 80%;而肿瘤部分切除或行肿瘤活检者 5 年生存率仅为 45%~50%;对 40 岁以上肿瘤次全切除的患者,放射治疗可获得较满意的效果。肿瘤一旦复发一般预后不佳,50% 肿瘤复发后恶性进展,1/3 肿瘤复发后演变为胶质母细胞瘤。复发后肿瘤的快速生长是常见的死亡原因。

小脑星形细胞瘤瘤结节在囊内者,切除瘤结节即可,若囊壁是非肿瘤性的,可以不切除。但须注意,有些肿瘤具有假囊囊壁厚且强化,应归为囊在瘤内型,这种囊壁含瘤细胞,也须进行切除。小脑星形细胞瘤总体性质偏良,5 年中位生存期可达 50%~88%,尤其是 WHO I 级毛细胞型星形细胞瘤,10 年生存率达到了 94%,甚至部分患者能够治愈。考虑到长期生存期内,放射治疗并发症出现的比例很高,还可能影响儿童的生长发育。另外,许多未完全切除的肿瘤即使经过 5 年、10 年也只是轻度增大或无变化,因此主张术后不进行放疗。术后定期随访(每隔 6~12 个月),如果肿瘤复发,应再次手术。只有当复发肿瘤无法切除,或组织学提示肿瘤恶性变时才考虑进行放疗。小脑星形细胞瘤呈实性且侵入脑干者,生存期明显缩短。

弥散性浸润脑干胶质瘤患者,由于手术无法改变治疗及预后,不宜选择切除手术(包括活检),若合并有脑积水,可行分流术或三脑室底造口术缓解症状。因肿瘤多表现为放射治疗抵抗,放疗是否有助于延长生存期尚不肯定。目前尚无有效的化疗方案,儿童患者对替莫唑胺化疗有一定反应。大部分患儿在确诊后 18 个月之内死亡,只有少部分背侧外生型和脑桥局灶型肿瘤因为边界较清,通常呈良性,可以切除而预后相对较好。

(二)预后相关分子标志物

一般认为,星形细胞瘤的恶性度级别、手术切除程度、发病年龄、病程、临床表现等均为预后相关因素。近年来,随着分子生物学技术的发展,不断发现一系列与胶质瘤预后相关的分子标记物,如 G-CIMP 亚型、IDH1/2 基因突变、MGMT 启动子甲基化、microRNA-181d 等。

从肿瘤 DNA 甲基化谱来分析,属于 OCIMP 特殊亚型的胶质瘤患者预后较好。IDH1/2 基因突变由于位点非常集中,在各个级别的脑胶质瘤中均有诊断及预后价值,故易于临床应用,存在该基因突变的患者预后要明显优于该基因野生型的患者。6-甲基鸟嘌呤-DNA-甲基转移酶启动子甲基化,MGMT 低活性或低表达,预示肿瘤对烷化剂如替莫唑胺较为敏感,预后也较好。miRNA-181d 是一种微小 RNA,由于 MG-MT 是 miRNA-181d 的直接靶点之一,其与启动子甲基化共同影响 MGMT 的表达,miRNA-181d 高表达的 GBM 患者,相应 MGMT 的活性表达较低。因此,miRNA-181d 既是一种预后性指标,也是一种与治疗反应相关的预测性指标。

第三章　高血压脑出血

第一节　出血部位与分型

一、出血部位与分类

高血压脑出血80％在幕上,20％在幕下。过去将幕上出血分成内囊出血和外囊出血,但实际上内囊和外囊由白质纤维构成。病理研究发现,白质结构内血管分布较灰质稀少,也很少看到存在引起出血的微动脉瘤等异常。头颅CT广泛应用后,可见到小型出血很少累及白质结构,而大脑半球深部的灰质团块血管丰富,与高血压脑出血有关的微动脉瘤等病理改变最为常见。因此大脑半球深部的灰质团块才是原发出血的部位,但当血肿量增大后,无疑也会影响到血肿附近的白质结构。

高血压脑出血的分类方法有一定差异,日本学者工藤达之将幕上脑出血分为以下几类。

(一)壳核外囊出血(82％)

(1)壳核外囊局限型局限于壳核和外囊(13％)。

(2)壳核外囊进展型扩展到内囊后肢或脑室(69％)。

(二)丘脑出血(15％)

(1)丘脑局限型(6％)。

(2)丘脑扩展型扩展到内囊后肢或脑室(9％)。

二、高血压脑出血的分型分期

(一)壳核出血

根据CT显示的血肿范围及破入脑室与否分为5型。Ⅰ型:血肿扩展至外囊。Ⅱ型:血肿扩展至内囊前肢。Ⅲa型:血肿扩展至内囊后肢。Ⅲb型:血肿扩展至内囊后肢,破入脑室。Ⅳa型:血肿扩展至内囊前、后肢。Ⅳb型:血肿扩展至内囊前、后肢,破入脑室。Ⅴ型:血肿扩展至内囊、丘脑。

(二)丘脑出血

丘脑出血通常分为3型,每型再根据是否破入脑室分为两个亚型。

Ⅰ型:血肿局限于丘脑。

Ⅱ型：血肿扩展至内囊。

Ⅲ型：血肿扩展至下丘脑或中脑。

以上 3 型，血肿未破入脑室为 a 亚型，血肿破入脑室为 b 亚型。

除以上分类外，临床上还经常遇到脑室出血。

第二节　临床表现

高血压脑出血的发病年龄多在 50 岁以上，60 岁以上更为多见，但近年来 50 岁以下患者有增加的趋势。虽然一年四季皆可发病，但寒冷季节发病率更高，这与寒冷气候条件下因血管收缩导致血压易于升高及波动有关。多数发病前可能有一定诱因，如情绪激动、精神紧张、剧烈运动、咳嗽、排便等，但也可在安静的情况下如休息、睡眠时发病。男性患者多于女性。发病前的数小时或数天内，部分患者可有前驱症状，表现为头痛、头晕、呕吐、疲劳、视力模糊、精神障碍、性格改变、嗜睡、一过性的运动或感觉症状等，也可无任何先兆。

高血压脑出血发病多急骤，表现为突然发生的剧烈头痛、呕吐、偏瘫、失语、意识障碍、大小便失禁，少数患者出现抽搐。脑干和小脑出血者，可伴有严重的眩晕。相当一部分患者因出血后突然发生意识障碍而跌倒，有可能被误认为跌倒后致头部外伤引起的出血。临床表现主要取决于出血部位、出血量和出血速度。出血程度较轻者意识可保持清醒，严重者可能很快出现意识障碍，甚至很快死亡。

出现意识障碍的患者，呼吸多深且有鼾声、脉搏慢而有力，血压升高。血肿破入脑室则伴有体温升高。有的患者在出血稳定后，可有数小时到 1～2 天的缓解，后因出血引起的继发性脑损害又致症状恶化。出血量小者，在急性期过后可逐渐恢复。各部位出血的临床表现分述如下。

一、壳核出血

从脑血管的解剖来看，壳核（基底核）区正处在脑底动脉环两个循环系统的交汇处，一个是外周系统（软脑膜动脉），一个是中央系统（豆纹动脉），这两个系统之间没有充分的吻合。外周系统与相邻的脑动脉之间有丰富的侧支吻合，因而可以缓解增高的灌注压。中央系统都是终动脉、从大脑中动脉干直接发出，与颈内动脉很接近，动脉的压力传导到这些动脉中无明显消退，故所承受的压力较高。为了维持两个系统的压力相等，中央系统血管床的血管张力常大于外周系统。Anderson（1958 年）指出，豆纹动脉从大脑中动脉的第一段发出，可分为内侧组和外侧组。内侧组向上经前穿质供应苍白球、内囊和尾状核体部，外侧组向上经前穿质供应壳核和外囊。在豆纹动脉外侧组中有 1～2 支稍微粗大些，在高血压动脉硬化的基础上极易出血，故称为大脑出血动脉或称 Duret 豆纹动脉。但据近年来解剖学的研究，很难从豆纹动脉中分辨出"大脑出血动脉"。基底核区灰质核团内的血管是高血压血管病变的好发部位，因而也是高血压脑出血最常见的好发部位，主要在壳核，占到高血压脑出血的半数以上。由于壳核的血供来源于豆纹动脉的外侧支。这些血管分支多，管径细小，又是终末动脉，一旦出血，出血量相对较少，而且血肿容易被外囊、屏状核及内囊包围和分割,扩散受到限制,常局限在局部区域内,很少形成大的血肿或扩散到基底核区,临床症状一般较轻。

壳核出血后,血肿的部位位于内囊外侧,相对于位于内囊内侧的丘脑出血而言,临床上将壳核出血称为外侧型出血。当出血量较小,仅局限在壳核时,临床症状常较轻,可无明显偏瘫,或仅有病变对侧肢体的轻偏瘫。出血较多时,血肿可向外侧及内侧发展,向内侧发展压迫或破坏内囊结构时,患者可出现完全性"三偏"症状,即偏瘫、偏盲和偏身感觉障碍。血肿继续增大破入脑室者,患者常有不同程度的意识障碍、脑膜刺激征和急性脑积水的表现。

二、丘脑出血

丘脑的供血动脉主要是丘脑穿动脉。前丘脑穿动脉从后交通动脉发出,供应丘脑的前部;后丘脑穿动脉是大脑后动脉近侧段发出的内侧中央支,通过后穿质供应丘脑的后内侧。大脑后动脉的外侧中央支称为丘脑膝状体动脉,供应丘脑的后外侧部分。丘脑出血主要是大脑后动脉的穿动脉破裂所致,丘脑膝状体动脉破裂引起丘脑外侧核出血,后丘脑穿动脉破裂引起丘脑内侧核出血,但更多见的是全丘脑出血。丘脑出血可局限于丘脑本身,也可扩展到丘脑下部、内囊或破入侧脑室和第三脑室。丘脑出血形成的血肿部位很深,位于基底核和内囊的内侧,故又称内侧型出血。

丘脑出血的发生率占所有高血压脑出血的15%。少量而局限的丘脑出血,意识障碍较轻,临床上可出现丘脑损害的定位症状。内侧丘脑局限性出血可影响到中脑网状结构内的一些核团和内侧纵束头端的间质核而产生典型的眼部症状,表现为垂直性眼球运动障碍,眼球垂直注视麻痹,其中向上注视麻痹最为常见,也可为上下注视联合麻痹。在休息状态下,双眼向下看,似乎凝视鼻尖;眼球反向偏斜,出血对侧的眼球向下、内侧偏斜;瞳孔缩小,常常不相等,对光反应迟钝或完全消失;眼球聚合不能及向外侧凝视异常等。出血波及间脑的第一级交感神经细胞时可出现 Horner 征。外侧丘脑出血可有明显的感觉障碍,其程度比运动障碍相对更为严重。丘脑出血直接或间接受累内囊,因此丘脑出血的患者一般都存在不同程度的感觉障碍、运动障碍和同向性偏盲。出血后很快出现昏迷者提示出血严重,常导致死亡的结局。出血破入脑室者病情加重,但有时血肿破入脑室后,可使血肿内的压力减小,实际上起到了血肿引流的作用,对周围脑组织的压迫减轻,反而缓解了临床症状。出血侵犯丘脑下部时,可引起高热、昏迷、消化道出血、高氮质血症和高血糖等。

三、小脑出血

小脑出血占高血压脑出血的10%,好发部位是小脑的齿状核,齿状核的主要供血来源是小脑上动脉,小脑下动脉也参与该区供血。也有研究发现,小脑上动脉、小脑前下动脉和小脑后下动脉的分支在齿状核区互相吻合,形成血管网。小脑齿状核也是微动脉瘤的好发部位。

典型的小脑出血表现为突然发作的枕部头痛、眩晕、呕吐、头痛、肢体或躯干共济失调,以及眼球震颤等。出血量少,未影响到锥体束时,可无肢体瘫痪症状。当出血量较大使锥体束受到压迫时,患者可出现瘫痪。由于后颅窝容积较小,小脑出血很容易影响到脑干和脑脊液(cerebral spinal fluid,CSF)循环通路,出现脑干受压和急性梗阻性脑积水,也常因小脑扁桃体下疝导致突然死亡。典型的小脑功能障碍只见于部分患者。对发病突然,迅速出现意识障碍和急性脑干受压者,小脑体征常被掩盖。在 CT 问世之前,小脑出血是非常危急的疾病,多数人主张一旦确诊为小脑出血,应考虑立即手术清除血肿。但事实上,也有一部分小脑出血患者临床上表现症状较轻,只有轻微的头晕、眩晕和呕吐等症状,而缺乏典型的小脑出血后的脑干和小脑症状,这部分患者常被误诊为椎基底动脉供血不足。在 CT 问世之后,检出了许多出血量很少的小脑出血患者,经保守治疗也取得了满意的治疗效果。

小脑出血按照临床过程分类,一般分为以下三型。

（一）暴发型

患者发病后突然昏迷,迅速死亡,小脑损伤的体征来不及表现,往往得不到及时的诊断和治疗。

（二）进展型

患者突然起病,有头痛、眩晕、恶心、呕吐等症状,有共济失调表现。症状呈进行性加重,逐渐出现昏迷和脑干受压的体征,如不能得到及时正确的治疗,多在 48 h 内死亡。

（三）良性型

患者症状突然开始或逐渐起病,发病缓慢,小脑损伤的体征较明显。自头颅 CT 问世后,此型小脑出血的误诊和漏诊率减少,因而发生率有增高趋势。日本学者松本圭藏从治疗的角度考虑,将小脑出血分为以下四种类型。

1.轻型

患者意识清楚,或嗜睡但有好转倾向,无脑干受压症状,CT 可见血肿最大径在 3 cm 以下,无脑室扩大。此型结果良好,可试行非手术治疗。

2.中型

患者意识清楚或嗜睡,有脑干受压症状,CT 可见脑室有扩大倾向,血肿最大径超过 3 cm。此型可在密切观察下进行非手术治疗,或择期手术治疗。

3.重型

意识呈昏迷、浅昏迷或虽然意识障碍较轻,但有进行性加重的趋势,血肿直径多超过 3 cm。有颅内压增高和脑干受压症状,是立即手术的适应证。

4.极重型

发病急性期即呈昏迷状态。病情十分危急,保守治疗及手术治疗均难以奏效,因此不适宜手术。

四、原发性脑干出血

90％以上高血压所致的原发性脑干出血发生在脑桥,少数发生在中脑,延髓出血罕见。脑干出血一直被认为是发病急骤、病死率很高、预后很差的疾病。因为绝大多数脑干出血发生在脑桥,故此处只叙述脑桥出血。

脑桥出血主要来自基底动脉的脑桥支,这些动脉很细,从基底动脉垂直发出,所承受的压力较高,是高血压脑血管病变常受累的部位之一,也是易发生微动脉瘤的部位。脑桥本身很小,但却是高血压脑出血的好发部位之一。据统计,脑桥出血占全部脑出血的 6％～18％。

脑桥出血的临床症状取决于出血灶的部位和大小,常突然发病,可表现为剧烈头痛、恶心、呕吐、头晕或眩晕。患者会出现一侧或双侧肢体无力,偏身或半侧面部麻木。大量出血常迅速出现深昏迷、针尖样瞳孔、四肢瘫痪和双侧锥体束征阳性、高热、头眼反射和前庭眼反射消失等。患者可出现呼吸节律的改变,表现为呼吸不规则,呼吸浅、频率快,或出现陈-施氏呼吸。

脑桥出血的出血量大小不一,一般将出血量超过 10 ml 的血肿称为巨大血肿,巨大血肿受累的范围广,可影响整个脑桥甚至全脑干,或向上发展达到中脑甚至丘脑,或破入第四脑室,脑干受损严重。临床表现凶险,即使经积极治疗,病死率也很高。少数局限性出血,尤其是局限于偏侧脑干的出血,经治疗后可逐渐好转,但常遗留不同程度的功能障碍。根据 CT 表现,按血肿的部位和出血在脑桥内的扩展情况可将脑桥出血分为四型。

(一)大量出血型

血肿占据脑桥基底和双侧被盖,出血主要来源于基底动脉的中脑桥支破裂,在被盖和脑桥基底连接部形成最初的血肿,血肿增大后,最终形成圆形或卵圆形的血肿,并占据脑桥的大部。此型病死率最高。

(二)双侧被盖型

血肿只占据双侧被盖部。

(三)基底-被盖型

血肿位于脑桥基底与双侧被盖之间的连接部。

(四)单侧被盖型

血肿仅位于一侧被盖,血肿的体积明显小于其他类型的出血。出血来源于从侧面进入被盖的穿通支、走行在脑桥背区的血管,或穿过脑桥基底的旁中央动脉的末梢破裂所致。此型出血的预后相对较好。

五、脑室出血

脑室出血分为原发性和继发性脑室出血。原发性脑室出血是指出血来源于脑室脉络丛、脑室内和脑室壁血管,以及室管膜下 1.5 cm 以内的脑室旁区的出血,占各种原因引起颅内出血的 2.1%～3.1%,占所有脑室出血的 7.4%～18.9%。原发性脑室出血比较常见的原因是脉络丛血管的动脉瘤颅内动静脉畸形(arterial venous malformation,AVM)、高血压病及闭塞性脑血管病(包括烟雾病)。其中青少年以 AVM 和动脉瘤多见,中老年患者以高血压多见。出血后含血的 CSF 可经脑室系统流入蛛网膜下隙,因此,原发性脑室出血都合并有继发性蛛网膜下隙出血。与继发性脑室出血不同的是,原发性脑室出血没有脑实质的破坏,临床表现主要是血液成分刺激引起的脑膜刺激症状和脑脊液循环梗阻引起的颅内压增高症状,血液吸收后,可以不留下任何神经功能缺失。尤其是年轻人因 AVM 和动脉瘤破裂引起的原发性脑室出血,预后常常较好,如果不发生脑积水,除非急性大量出血使深部脑结构迅速受到压迫者外,一般亦常能取得较好的治疗效果。但因高血压引起的原发性脑室出血预后仍较严重,文献报道的病死率为 0%～55.5%。其临床预后主要取决于患者发病时的年龄、意识水平、有无再出血、是否伴有急性梗阻性脑积水,以及急性梗阻性脑积水是否得到及时有效的缓解。

临床上见到的脑室出血绝大多数是继发性脑室出血,继发性脑室出血是指靠近脑室周围的脑组织内发生出血后破入脑室。脑室附近脑组织内出血的原因,多数是高血压脑出血,其他原因有动脉瘤或 AVM 破裂,以及烟雾病、外伤、脑肿瘤卒中和血液病等。虽然脑室出血后含血 CSF 可经脑室系统流入蛛网膜下隙,但蛛网膜下隙出血经第四脑室开口逆流入脑室者极其罕见。根据原发性出血的部位不同,出血可经侧脑室、第三和第四脑室进入脑室系统。血液进入侧脑室的途径为穿破尾状核头部和丘脑,进入第三脑室的途径,可以是血肿先破入侧脑室,然后经室间孔进入第三脑室;也可直接穿破丘脑进入第三脑室。进入第四脑室的血液可来自侧脑室或第三脑室的出血,然后经导水管流入,也可为小脑或脑桥出血直接破入第四脑室。

继发性脑室出血的临床表现除了具有脑室内出血的临床特征外,还同时伴有原发性出血灶导致的神经功能障碍。继发性脑室出血后临床症状主要取决于三个因素。一是出血量,一般来说,出血量越大,局部脑组织损伤和颅内压增高症状越重。二是脑室系统是否存在梗阻,合并 CSF 循环梗阻者,临床症状多较重。出血量大,甚至产生整个脑室铸型,严重影响到脑脊液循环时,可造成急性颅内压增高,导致急性脑疝而危及生命。有时出血量虽大,但未阻塞脑脊液循环通路,颅内压增高可能不十分严重。三是出血部位脑组织损伤的程度,由于脑室周围的神经结构功能复杂,出血压迫或破坏这些结构,常产生严重的临床表现,患者可立即出现昏迷、偏瘫和明显的脑膜刺激征。当出血经下丘脑破入脑室,患者可出现高热、昏迷和消化道出血。脑桥和小脑出血破入第四脑室者,多伴有严重的脑干受损症状,患者可在短时间内死亡。因此,原发性出血部位的神经结构损伤程度和是否出现急性颅内压增高是决定患者临床表现和预后的关键因素。

继发性脑室出血的吸收时间与原发灶的出血量、是否形成脑室铸型、治疗方式,以及患者的年龄和全身情况等因素有关。脑室引流合并使用血肿溶解药物能缩短血肿的吸收过程。

在 CT 应用于临床后,脑室出血的诊断并不困难。包括原发性出血部位、出血受累的范围、出血量、是否存在脑室扩大、脑脊液循环梗阻的部位等,均可明确显示。为了便于治疗和判断预后,对脑室出血曾有不同的分级和分型方法。赵卫忠等人根据 CT 检查将继发性脑室出血分为 4 种类型。

（一）Ⅰ 型

壳核及丘脑出血少于 20 ml,破入一侧侧脑室或其他脑室,但无铸型,无环池受压征象。

（二）Ⅱ 型

壳核及丘脑出血超过 20 ml,破入侧脑室或其他脑室,环池受压消失。

（三）Ⅲ 型

壳核及丘脑出血导致侧脑室或全脑室系统铸型,环池积血或环池受压消失。

（四）Ⅳ 型

脑桥或小脑出血破入第四脑室,出现梗阻性脑积水。

六、脑叶出血

脑叶出血又称皮质下出血,占所有高血压脑出血患者的 10%。由于出血后形成的血肿位于皮层下,深部重要神经组织受累较轻,加上老年人常存在不同程度的脑萎缩,颅内代偿空间较大,因而临床症状常较其他部位的出血轻。脑叶出血多见于 60 岁以上的患者,出血常发生于大脑半球的周边区,尤其是枕叶、颞叶和额叶,而不受累基底核、小脑和脑干,经治疗后效果优于其他部位的出血。脑叶出血的原因可见于高血压脑出血,也可能系脑的小动静脉畸形或脑动脉淀粉样变性所致。国外文献报道的脑叶出血以淀粉样变性多见,但国内报道的脑叶出血多系小动静脉畸形和高血压病所致。这可能与国内对脑动脉的淀粉样变性研究较少,手术病例也多因未获取术中脑组织标本而缺乏病理资料有关。

第三节　检查方法

一、腰椎穿刺

90%的脑出血患者有颅内压增高,80%的患者 CSF 中含有红细胞。但是,出血破入脑室后,在腰池的 CSF 中出现红细胞可能需要数小时的时间,故怀疑有脑出血但发病数小时内进行腰穿检查 CSF 未见红细胞者,并不能完全排除出血的存在,如在 12～24 h 后重复进行腰椎穿刺,CSF 中的含血率可增至 94%。但脑出血后多存在颅内压增高,腰穿检查有诱发脑疝的危险。在 CT 广泛应用后,已很少采用腰椎穿刺诊断脑出血。

二、脑血管造影

在头颅 CT 应用之前,脑血管造影是高血压脑出血确诊的重要手段之一,主要是根据脑血管的移位情况判断可能的出血部位。在 CT 等现代神经影像学技术引入临床后,单纯借助脑血管造影诊断高血压脑出血的方法早已被废弃。但对一些年龄较轻的脑内血肿患者,临床上怀疑AVM、烟雾病等存在时,或可疑有颅内动脉瘤破裂出血时,脑血管造影对排除这些可疑疾病,仍具有其他检查无法代替的价值。

三、头颅 CT 检查

CT 扫描的问世,为脑出血的诊断和鉴别诊断提供了一种准确可靠的检测方法。在高清晰度的 CT 图像上,脑出血的诊断正确率可达 100%。CT 检查不仅能直观地反映出血的部位、范围、周围脑组织受累的程度、脑水肿的程度,以及血肿扩展的范围,而且无侵袭性,简单易行,便于重复检查,对出血后颅内病变进行动态观察,目前已成为脑出血的首选检查方法。高血压脑出血的 CT 表现有以下几种。

（一）血肿本身的图像

脑内血肿的 X 线吸收值取决于血肿内血红蛋白的含量。血液流出血管后,红细胞发生凝聚和破裂,其中血红蛋白不断释出。血红蛋白的 X 线吸收系数明显高于正常脑组织,正常人脑组织的 CT 值为 25～45 HU,新鲜血液的 CT 值是 28 HU,脑内新鲜出血的 CT 值为 47～60 HU。血块凝固收缩后局部血细胞比容增加,CT 值可达到 85～90 HU,显著高于脑组织。因此急性脑内出血灶在 CT 扫描图像上呈现质地均匀边缘清楚的高密度肿块。一般于出血后第 4 天,血肿的周边部分开始溶解,溶解后的血肿在 CT 图像上密度逐渐减低,最终完全吸收,在血肿部位出现一个低密度的腔隙,其 CT 值接近 CSF。有人统计在 CT 图像上,血肿的密度一般每天减少 1～2 HU,血肿的直径每天缩小 0.7 mm。血肿完全吸收的时间受出血量大小、患者年龄和全身状况的影响,小的血肿吸收很快,出血后数天到两周即可演变为等密度,而大的血肿完全吸收需时较长,4～6 周后方能转变为等密度。另外,血肿破入脑室后可见到脑室内积血现象,双侧侧脑室内充满血块者,称为“脑室铸型”。脑室内积血的吸收速度一般比脑内积血的吸收速度快。出血经脑室流入或直接破入蛛网膜下隙后可见蛛网膜下隙积血现象。

（二）血肿周围继发性水肿

血肿周围的水肿表现为血肿边缘的低密度带,一般在出血数小时后才开始出现,到出血后 24 h 才能比较清楚地显示。以后随着水肿逐渐加重,血肿周围低密度带逐渐增宽。水肿的程度和范围因出血部位不同而有差别,幕上较大量的出血,水肿的范围一般较大,且常常在出血数天到两周后表现得最为明显,以后逐渐消失。溶解后的血肿本身也成为低密度灶,与血肿周围的水肿带混合为一体。此时,血肿区的低密度带由两部分构成,一部分是血肿周围的水肿带,另一部分是位于水肿带中央的血肿溶解区,通过增强扫描可区分出这两种成分。增强后,水肿带和血肿溶解区之间可出现一个环形影像,溶解的血肿在增强的环影内,而水肿带在环影之外。血肿周围脑组织水肿消失的时间常比血肿本身消失慢得多。

（三）血肿的占位效应

由于血肿和脑水肿的占位作用,血肿周围的脑组织受压移位变形。在 CT 图像上,可见中线结构移位,脑室和脑池的受压变形,以及脑疝的直接和间接征象。例如,小脑幕切迹疝发生后,可见中线结构明显移位,尤其是第三脑室和脑干的移位更为明显,环池、脚间池和鞍上池发生移位、变形和闭塞。脑疝时间较长时,有时可见颞枕区脑梗死导致的大片低密度区,其原因是脑疝时大脑后动脉受压闭塞所致。

（四）脑积水

脑室内积血可使 CSF 流出受阻,形成急性梗阻性脑积水。脑积水也可由小脑或脑干的出血压迫了 CSF 循环通路引起,表现为梗阻平面以上脑室扩张。

四、MRI

脑出血后,MRI 主要显示的是血肿和血肿周围脑组织水肿演变过程中所形成的影像,它实际上反映了出血区红细胞的溶解和血红蛋白分子的化学变化过程。在 MRI 图像上,血肿信号的强弱受红细胞铁离子的影响。出血后,红细胞内所含血红蛋白历经从“氧合血红蛋白—脱氧血红蛋白—高铁血红蛋白—含铁血黄素”的变化过程。血红蛋白变化过程中不同阶段的物质所含铁离子的数量和不成对电子的数量都不相同,它们在构成这些物质的分子中的分布也不相同,因而所产生的顺磁性效应也不相同。在 MRI 检查时,从理论上血红蛋白在脑组织中的改变可分为 5 个时相,即在 1 周内出现的急性期改变、1～2 周出现的亚急性早期改变、2～4 周出现的亚急性晚期改变、1～6 个月期间出现的慢性早期改变和 6 个月以后的慢性晚期改变。实际上 MRI 显示的血红蛋白变化过程与上述理论上的时相有所区别,从新鲜红细胞构成的血肿到红细胞溶解吸收后残余的含铁血黄素沉积,可以人为地划分为以下几个时期:出血后 24 h 内为超急性期,第 2～7 天为急性期,第 2～4 周为亚急性期,超过 1 个月为慢性期。不同时期的 MRI 表现如下。

(一)超急性期

超急性期指脑出血后 24 h 以内,此期中血肿由新鲜完整的红细胞组成,红细胞内所含血红蛋白是氧合血红蛋白,氧合血红蛋白含二价铁,能携带氧,但只有一个不成对电子,顺磁性效应很弱,基本属于非磁性物质。出血后短时间内,红细胞比容为 45%、相当于全血,血肿周围尚未形成脑水肿,此期血肿在 T_1 加权像表现为低信号,在 T_2 与质子加权像上呈高信号,这种状态持续 2～3 h。出血后 3～12 h 血肿逐渐凝结、皱缩,随着血肿内水分的吸收,蛋白浓度逐渐增加,一些水分子被吸引到带电的蛋白分子的亲水端,排列在缓慢波动的蛋白周围,形成所谓的水化层。此时血肿内的水分已不再是单纯性低蛋白溶液中的纯水,而是转变为高蛋白溶液中的临界水。但由于此期血肿中水分的含量仍很高,所以在 T_1 加权像上呈高信号,在 T_2 加权像与质子密度像上呈高信号。在出血后 12～24 h,血浆逐渐析出,水分减少使 T_1 和 T_2 值缩短、质子密度下降,这些参数在某一阶段可能接近脑组织,所以,在 T_1、T_2 与质子密度加权像上可能表现为等信号。

(二)急性期

急性期指出血后 2～7 天。在此期间,血肿内血红蛋白的演化会经历三个阶段:第一阶段在出血后 2～3 天,血肿由完整的红细胞组成,红细胞内血红蛋白转变为脱氧血红蛋白,脱氧血红蛋白含二价铁,有 4 个不成对电子,有顺磁性。由于血浆完全析出而被吸收,血肿内细胞比容升至 90%,相当于血凝块,蛋白浓度与氢质子密度均接近或稍低于正常脑组织,所以,血肿在 T_1 加权像上呈等信号或低信号,在 T_2 加权像上呈明显低信号。第二阶段在出血后 3～4 天,血肿内红细胞中的血红蛋白逐渐转变为高铁血红蛋白,部分高铁血红蛋白因红细胞溶解而被释放。高铁血红蛋白在 T_1 加权像上呈短 T_2 高信号,在 T_1 加权像上呈很短 T_2 明显低信号。第三阶段在出血后 5～7 天,血肿开始溶解,释放出高铁血红蛋白,因此,血肿由游离的、未稀释的高铁血红蛋白组成。在 T_2 加权像上表现高信号,在 T_1 加权像上为略低信号(稍短 T_2),在质子密度加权像上呈等信号。

(三)亚急性期

亚急性期指出血后的第 8～30 天。在此期间,血肿周边部的脱氧血红蛋白先转变成高铁血红蛋白,最后整个血肿转变成高铁血红蛋白。此期可分为下面两个阶段。

1.出血后 8～15 天

血肿由两部分组成,即血肿周边部为游离的高铁血红蛋白,而中心区仍为残存红细胞,内含脱氧血红蛋白。MRI 表现为血肿周边部在 T_1 加权像呈高信号,T_2 加权像为低信号。

2.出血后 16～30 天

红细胞溶解吸收后形成游离的高铁血红蛋白,所以在 T_1、T_2 加权像上均呈高信号。血肿周围出现含铁血黄素形成的低信号环。

(四)慢性期

慢性期指出血后 30～60 天。血肿由游离的高铁血红蛋白组成,高铁血红蛋白的 MRI 信号可维持长达数月甚至数年。在 T_1、T_2 和质子密度加权像上均呈高信号,在其外缘为含铁血黄素形成的低信号环。

（五）残腔期

残腔期指出血后 2 个月至数年。此期血肿内游离的高铁血红蛋白已接近完全吸收,仅留下一个在原血肿的外围含有含铁血黄素成分的残腔。在 MRI 上的表现为 T_1 和质子密度加权像上呈低信号,在 T_2 加权像上呈明显低信号。残腔内如有未被吸收的高铁血红蛋白,在所有序列的 MRI 图像上仍呈高信号改变,这种改变可持续数月至数年。

由于 MRI 对脑出血的诊断受血红蛋白化学变化过程的影响,而且检查时,患者需要较长时间保持不动,这对于绝大多数的急性期脑出血患者来说难以办到。而且,在出血的急性期,当临床医师急需诊断结果时,在 MRI 图像上可能因此时血肿与脑组织的信号相等或差别不大,而不能提供准确的诊断结果。而当血肿已经趋于吸收,患者病情逐渐改善时,在 MRI 图像上反而出现显著的变化,因此它对急性期脑出血的诊断和鉴别诊断的价值远不如 CT,再加上费用较高,故在怀疑脑出血的患者,应首选头颅 CT 作为检查方法。

第四节　外科治疗

外科治疗的目的是:①降低颅内压力,改善脑血流。②清除血肿,解除对周围脑组织的压迫,除去引起脑水肿和脑缺血的原因,减轻后遗症。③解除急性梗阻性脑积水。④解除或预防形成威胁生命的脑疝。

一、手术适应证和禁忌证

虽然对脑出血已进行了大量的基础和临床研究,但对具体患者来说,究竟应该采取内科治疗还是进行手术治疗、如何选择最佳手术时机、采取何种治疗方式最为有利等问题仍缺乏共识。其原因在于目前尚无在理论和实践工作中均适用的、能够反映患者整体状况的统一的血肿分类标准,尚未制定出统一的手术适应证和禁忌证的标准,以及在这一标准下手术治疗和保守治疗的详细对比资料。此外,也还需要建立一套适用于内外科治疗疗效的统一判定方法。

一般说来,手术适应证和禁忌证的选择应建立在对患者整体状况周密考虑的基础上,根据患者的意识状况、出血部位、出血量、是否存在严重的继发性损害如急性梗阻性脑积水、脑疝及出血到入院的时间等,并结合患者的全身情况进行综合考虑。过去对高血压脑出血手术适应证的掌握较为严格,因为手术一般是指开颅血肿清除术。随着手术方法的改进和多样化,尤其是血肿碎吸技术、血肿溶解技术等的开展,使一些手术操作变得简单易行,甚至在床边即可进行,对患者的创伤很小,容易耐受。

虽然对高血压脑出血的治疗方式仍存在争论,但有一点是公认的,即出血后患者意识清醒、神经功能障碍较轻者不需要手术,内科治疗能获得满意的疗效。而深昏迷伴有双侧瞳孔散大的患者即使进行手术也无太大帮助。争论的焦点集中在介于二者之间的那部分患者,究竟采取哪种治疗措施更为有利。可根据病情将患者分为三组。第一组患者神志清楚或轻度嗜睡,神经系统体征轻微,生命体征正常,这类患者可不经手术治愈。第二组患者神志昏迷,有原发性或继发性脑干症状,病情危重,这类患者不论手术与否预后均较差,但外科治疗比内科治疗稍好。在两者之间的第三组患者,神志嗜睡到木僵,肢体有轻瘫或偏瘫,瞳孔正常,生命体征无明显变化,这类患者外科治疗比内科治疗效果好。

对丘脑出血,因其部位深,血肿位于内囊的内侧,开颅清除血肿时内囊纤维将受到破坏,手术适应证和手术方式可参考壳核出血,但应较壳核出血更为慎重。

梭藤文男根据患者的神经功能状况、CT 分型、血肿最大径和出血量将丘脑出血分为轻、中、重三种类型。

(一)轻度出血

包括神经功能状况处于 1、2、3 级,CT 分类为Ⅰa、Ⅰb、Ⅱa;血肿最大径≤2 cm,出血量在 10 ml 的患者。此组患者的神经功能状况较好,出血量不多,适于内科治疗。从预后来看,内科治疗组优于手术治疗组。

(二)中度丘脑出血

血肿最大径 2.1~3 cm,此组可在密切观察下采取内科治疗,也可进行外科治疗。但成活患者的功能恢复情况,内科治疗组优于手术治疗组。

(三)严重丘脑出血

CT 分型为Ⅱb,血肿最大径为 3.1~4 cm,出血量＞31 ml,手术治疗组病死率明显低于保守治疗组,但手术后存活者功能预后较差,生活不能自理。

其他手术方法如血肿碎吸术,血肿腔内置管进行血肿抽吸结合血肿溶解治疗,并不增加深部结构的损伤,很多内科医师也可施行这种手术,治疗效果也很好。

总之,对幕上的脑出血,应全面考虑患者的情况。一旦做出手术的决定,则应尽快清除血肿。对选择内科治疗的患者,应密切观察病情的变化,如出现病情进行性加重或复查 CT 发现血肿增大,出现脑积水征象,或难以用内科方法控制的颅内压增高,应及时采取外科治疗。

对小脑出血的治疗一直持比较积极的态度。如 CT 显示出血量很小,通过积极内科治疗也可取得满意的疗效。对出血量少于 10 ml 或血肿直径＜20 mm 的出血,尤其是靠近小脑半球外侧的出血,患者意识清楚,没有脑干受压和急性脑积水的征象者,可在严密观察下进行内科治疗。出血量在 10 ml 以上,患者出现不同程度的意识障碍,或出现急性脑干受压症状、进行性脑积水的患者,应采取手术治疗。对 CT 显示血肿虽然较小,但已经出现脑积水征象,即使患者意识仍然清醒,也应积极进行血肿清除和减压。对入院时或在手术准备期间出现呼吸骤停者,可进行快速锥颅,穿刺脑室行 CSF 引流,如呼吸能够恢复,应积极进行手术,有的患者仍能够取得较满意的疗效。对呼吸已经停止较长时间,双侧瞳孔散大固定,处于深昏迷状态者,可暂缓手术。

二、手术时机

脑出血患者的手术时机会直接影响手术效果。对手术时机的选择仍有不同意见。有人主张早期或超早期手术,在出血后 6 h 内行血肿清除术,理由是出血数小时后血肿周围的脑组织即开始出现有害的组织学改变,脑水肿也逐渐加重,24 h 后血肿周围脑组织即可发生不可逆性的继发性损害。即使患者能够度过出血的打击而存活,脑功能的恢复也会受到影响。如能在继发性脑组织损害之前清除血肿,神经功能有望获得较好恢复。也有人主张如患者情况允许,手术可选择在出血后 4～14 天进行,理由是此时病情已稳定,手术死亡率低。但可能有部分患者会在此期间死亡,因为在脑出血患者中有 75%～84% 是在发病后 3～4 天内死亡的,故延期手术不能降低总病死率,且一部分患者可能因等待而失去治疗机会。

手术应选择那些能达到前述手术目的的方法。单纯钻孔穿刺抽吸血肿不能吸出已经凝固的血块,往往达不到充分减压的目的。采用立体定向技术将导管准确置入血肿腔内,用血肿碎化器将血肿打碎后吸出,残余血肿经留置在血肿腔内的导管注入溶栓剂,将血肿溶解后引流出来。此种方法创伤小,不需麻醉,疗效也较为肯定。但对血肿很大或已出现脑疝的危重患者,开颅彻底清除血肿并行减压术仍是最佳治疗方法。显微外科技术的应用,使手术更为安全、精细,对正常脑组织的损伤小,是应该提倡的方法。

（一）开颅血肿清除术

根据血肿所在部位选择相应的开颅入路。

1.经颞部入路清除血肿

在患侧颞部做骨瓣或颅骨切除开颅。如硬脑膜张力过高,可先在硬脑膜上切开一小口,用脑针穿刺血肿,抽出部分血液减压后再打开硬脑膜。优势半球手术可沿颞中回或颞下回切开脑皮质,避开位于颞上回后部的感觉语言区,非优势半球侧也可经颞上回入路,或根据 CT 所显示的血肿距皮层最表浅处切开皮层,用吸引器将血肿吸除。出血超过 6～8 h 者,血肿周围已有明显脑水肿,此时脑组织非常脆弱,而血肿周围的神经组织功能一般都很重要,尤其是血肿内侧与内囊邻近处的脑组织,不需要强调过分的血肿清除或清除非常彻底,以避免增加损伤。血肿清除后妥善止血,以防术后再出血。

2.经额颞部入路清除血肿

经额颞骨瓣开颅,在颞上回的前部切开脑皮质,切口长 1 cm,显露出岛叶,在岛叶皮质上切开同样大小的切口,避免损伤大脑中动脉,深入 0.5～4 cm 就可达到血肿。用显微技术清除血肿,遇豆纹动脉出血时,应在其分支处电凝止血,避免阻断其主干,以免造成更广泛的区域缺血。

3.经外侧裂入路清除血肿

采用以外侧裂为中点的翼点开颅或额颞开颅。在显微镜下分开外侧裂,注意避免损伤位于外侧裂内的大脑中动脉及其主要分支。显露出岛叶后,在岛叶表面的大脑中动脉分支之间的无血管区,先用脑针穿刺,证实血肿后,切开岛叶皮层,切口 0.5～1 cm 已经足够。用窄的脑压板分开岛叶进入血肿腔,用吸引器将血肿吸除。对已发生脑疝或颅内压增高严重者,由于分开外侧裂较困难,易造成脑组织的牵拉性损伤,因此应慎用此入路。

4.开颅清除血肿术中应注意的问题

（1）减压术:出血造成的不同程度脑组织损伤可导致同程度的脑组织水肿,即便清除了血肿,水肿仍将持续一段时间然后才能逐渐消退。对那些血肿量很大,术前昏迷程度较深,尤其是已发生脑疝的患者,或术中清除血肿后脑压仍较高的患者,一般应做减压术以保安全。星形切开硬脑膜,去除骨瓣。减压窗应足够大。对那些在很早期手术,水肿尚未发生前即已将血肿清除,或血肿量虽较大,但术前患者意识清醒,血肿清除后颅内压很低时,可以不做减压术。但术后仍必须严密观察病情,注意颅内压的变化,积极进行脱水治疗,一旦出现危象立即施行减压。

（2）血肿腔引流：清除血肿后在血肿腔内放置引流，引流血肿腔内的血性渗出物。24 h后拔除引流管，对减轻手术后反应是有帮助的。术后局部血肿复发时，也可通过该引流管注入溶栓药物后引流血肿。但应避免引流管过细，否则容易被血块堵塞，起不到引流作用。如血肿清除彻底，止血可靠，或小型血肿，清除血肿后其空腔已近于封闭，则可不必进行引流。

（3）脑室引流：血肿破入脑室者，开颅前应穿刺对侧侧脑室，放置引流管，不仅可降低颅内压力，便于操作，还可经引流管进行脑室冲洗，将脑室内积存的残血和小血块通过脑室的破口从血肿腔内冲洗出来。手术后继续引流数日，可缩短疾病的恢复过程，减少交通性脑积水的发生率。对脑室铸型血块不能冲洗出者，手术后通过此管注入溶栓剂溶解血块。对手术中因追踪清除血肿而进入脑室者，也可经脑室的破口放入引流管，手术后继续引流。

（二）锥孔或钻孔血肿引流

优点是操作简便、创伤小，不需全身麻醉，在紧急情况下可在急诊室或病房内施行，抽出血肿腔内的液体成分，解除部分占位效应，可以暂时缓解症状。缺点是难以抽出固体血块，血肿清除不彻底，不能达到有效减压的目的，且盲目穿刺和负压吸引有可能造成新的出血。

穿刺针或置管头端在血肿腔内的位置与能吸出的血肿量有关。为了增加穿刺的准确性，采用B超或立体定向技术引导，可以更准确地穿刺到血肿的中心部分。溶栓剂的应用，使单纯钻孔引流术的血肿清除效果大为提高，在穿刺抽出部分血肿后，通过定时向血肿腔内注入溶栓剂，使血肿块溶解吸出。它能在很小的创伤下，缓解或治愈一部分患者，尤其是年老体弱不能耐受手术的患者。对已经度过急性期的患者，为了加速神经功能的恢复和缩短恢复过程，也可采取此种方法将血肿吸出。病情严重，或已发生脑疝的患者不宜采用此种治疗。

（三）立体定向血肿清除术

1965 年，Bense 等人首先将立体定向血肿清除术用于临床治疗脑出血，立体定向引导下的血肿清除通过 CT 定位和立体定向引导下施行，提高了穿刺的精确性，即使很深的血肿也能以最小的损伤达到目标。

但立体定向穿刺技术只解决了准确穿刺血肿的问题，依然存在类似锥孔或钻孔引流术不能充分吸出血肿的缺陷。1978 年，Backlund 设计了一种能经穿刺导管内导入的碎化血肿装置，该装置有一外径为 4 mm 的金属导管，导管的尖部密封，近头端开两侧孔，末端有一侧管连接吸引器，使用时将带有阿基米德螺旋的导针置入外导管内，利用负压将血凝块吸入金属管内，再用手旋转螺旋导针将血块粉碎并吸出体外。血肿吸除后，先拔除螺旋导针，将外导管留置在血肿腔内数分钟，观察有无新鲜出血。

为了防止该装置被堵塞妨碍血肿的吸出，1985 年，Kandel 将手动的螺旋导针改用马达驱动，螺旋针的直径缩小至 2 mm，比外套管针短 1.5 mm。改进后的装置由于螺旋针不会直接与脑组织接触，可避免脑组织损伤。马达驱动使旋转速度增加，血肿的排出效果也有所提高。还有人将此器械增加一管状气孔，便于检测和调节金属管末端的吸引负压，冲洗和推注对比剂。另外一种改进是加深螺旋的沟槽，利用马达带动螺杆以提高切磨能力，或用超声手术吸引器（CUSA）排出血肿，避免了血块的阻塞。为了增加血肿排出效果，另一种装置采用高压冲洗的方法，在外径 4 mm 的套管中插入一内径 0.1 mm 的冲洗管和一外径 2 mm 的吸引管，利用 5～8 kg/cm 的冲洗压和 100～150 mmHg 的负压吸引将血块冲洗并吸出体外，效果比单纯使用阿基米德螺旋优越。还有人把经皮做腰椎间盘吸引的装置加以改进,调节其冲洗压、吸引负压和切割速度后用于脑内血肿清除术,此装置的探针直径 2 mm,一端开口,针尖圆钝,末端封闭,工作原理类似铡刀型切割器,切割与吸引同步进行,效果很好。

目前,立体定向血肿清除术已广泛用于高血压脑出血的治疗,但缺点是需要特殊设备,操作较繁杂,因而手术时间也较长,对需要紧急处理的颅内压增高患者仍不适用。

（四）内镜下血肿清除术

内镜具有冲洗、吸引及可以直视下操作等优点,与内镜配套的止血技术,包括激光技术,为血肿清除后的止血提供了便利。内镜可徒手导入血肿腔内,也可在超声引导下导入。即使血肿清除不完全,也可通过在血肿腔内留置引流管、注入溶栓制剂等措施使残余血肿溶解后引出。

（五）血肿腔置管血块溶解术

血块是由纤维蛋白原转变成纤维蛋白形成的支架中充填红细胞、白细胞和血小板而形成的。血块中含有大量的纤维蛋白溶解酶原,溶栓剂可激活血块内的纤维蛋白溶解酶原,使之变成纤溶酶将血块溶解。血肿的溶解治疗可作为自发性脑内血肿穿刺抽吸后的辅助治疗,由于创伤小,使用较为安全,血肿溶解的效果比较可靠,已显示出其优越性。目前已广泛用于血肿穿刺抽吸术后残余血肿的溶解,但对危及生命的血肿,仍应行开颅血肿清除术。

1.尿激酶

尿激酶是由人尿或人肾培养物制成的一种蛋白酶,是一种非选择性纤溶酶原激活剂,能快速消耗血肿内的纤维蛋白原以溶解血肿。动物实验发现,尿激酶用于脑内血肿的治疗是安全有效的。

（1）尿激酶的使用方法:先经导管将血肿的液态成分抽出,然后将尿激酶 6 000～2 000 IU 溶于 2 ml 盐水中注入血肿腔,夹管 1～2 h,然后开放引流。由于尿激酶的半衰期只有 14 min 左右,因此需反复给药,直到血肿被完全溶解排出。

（2）临床效果:早在 1980 年,Itakura 等即使用尿激酶治疗自发性脑内血肿,每次向血肿腔内注入 6 000 IU,然后抽吸溶解的血肿,每天 2 次。使用尿激酶后,抽出的血肿量从 66％增加到 85％。Niizuma 用尿激酶治疗了 97 例脑内血肿患者,有 58％的患者血肿被吸出 50％,30％的患者血块被吸出 30％～49％,只有 12％的患者血块吸出不到 29％。

Hondo 用尿激酶治疗 51 例脑内血肿的患者,他将患者分为三组。①急性组:血肿形成时间在 3 天之内。②亚急性组:血肿形成在 4～14 天。③慢性组:血肿形成时间超过 15 天。

治疗采用尿激酶 6 000 IU,每 6～12 h 注入血肿腔 1 次,发现治疗距血肿形成的时间越长,血凝块越易于完全吸出,所需的尿激酶量也越少。该组出血后 3 天内治疗者,36％的血凝块能被吸出;4～14 天治疗者,43％的血凝块能被吸出;超过 15 天治疗的患者,血肿被吸出的量达到 51％。治疗所需的尿激酶总量在以上 3 组分别是 40167 IU、30 000 IU 和 28 200 IU。

（3）不良反应:使用大剂量尿激酶溶解血管内血栓时,可发生继发性脑内出血。但由于尿激酶直接注入血肿腔内,而且定时开放引流,吸收到血液中的有效成分不多,因此即使大剂量使用（每次 10 000～20 000 IU）,也较为安全。

2.链激酶

链激酶由乙型溶血性链球菌产生,也是非选择性溶栓制剂,但它首先需与无活性的血浆酶原结合形成复合物,然后才能将血浆酶原转化为有活性的血浆酶。过去链激酶是从溶血性链球菌中直接提取,纯化度低,临床使用后容易出现寒战、高热等过敏反应,部分患者可出现出血倾向,因此使用得较少。近年来,通过基因重组技术生产的基因重组链激酶已用于临床,其纯度有了明显的提高。

链激酶用于溶解脑内血肿的使用方法同尿激酶,一般用量为链激酶 5 mg,溶于少量生理盐水中,通过置入血肿腔内的导管注入,夹管夹闭 2~4 h,然后开放引流。每天 1~2 次。直到血肿溶解排出。

3.组织型纤溶酶原激活剂

组织型纤溶酶原激活剂是一种内生型的纤溶酶原激活剂。正常人血浆中纤溶酶原激活物按照免疫特性分为两类:一类与尿激酶(UK)抗原性相似,称为 UK 型纤溶酶原激活剂,另一类与心脏、子宫和肺等组织中的纤溶酶原激活物相似,称为组织型纤溶酶原激活物(t-PA)。t-PA 主要在人体血管内皮细胞合成,半衰期很短,循环中 t-PA 的浓度也很低($4\pm1.8\ \mu g/L$),但这样的浓度已足够维持正常的纤溶酶原活性。组织或血管受到损伤后,受损血管内形成血栓,血栓内吸附有大量的纤溶酶原,血栓形成处的血管内皮细胞受刺激后释放出 t-PA。t-PA 与纤维蛋白聚合物有很强的亲和力,能选择性地激活与纤维蛋白结合的纤溶酶原形成纤溶酶,使纤维蛋白裂解而使血栓溶解。外源性纤溶酶原激活剂是促使纤溶酶原迅速被激活转变为纤溶酶,以加速血栓的溶解过程,从而达到治疗的目的。目前用于临床的是用重组核糖核酸技术合成的重组t-PA(rt-PA)。rt-PA 的血浆半衰期为 3.6~4.6 min,极限半衰期为 39~53 min,主要在肝脏灭活。

临床上,t-PA 首先被用于急性心肌梗死的溶栓治疗,以后扩大应用于全身各种栓塞性疾病。1980 年后用于治疗脑缺血性卒中。在神经外科,最早用于治疗动脉瘤破裂后的 SAH,在动脉瘤夹闭术中,关颅前在基底池内注入 t-PA 或通过放置在脑池和蛛网膜下隙的引流管注入t-PA,以溶解蛛网膜下隙的残余积血。1993 年,FindLay 和 Mayfrank 将 rt-PA 注射到脑室用于治疗脑室出血。之后,Schaller 等(1995)将 rt-PA 直接注入血肿腔内,用于溶解高血压所致的脑内血肿。该组的治疗标准是:70 岁以下的患者,意识水平下降,没有脑疝,血肿的最小直径是 3 cm,出血时间不超过 72 h,经 DSA 检查排除了动脉瘤和 AVM,没有全身性出血性疾病或其他严重内科疾病。他们治疗的 14 例患者中,血肿大小在 3 cm×3 cm×4 cm 到 7 cm×7 cm×4 cm 之间,方法是采用立体定向技术将一导管置入血肿腔内,先抽出能够抽出的血肿成分,然后经导管注入 rt-PA,使用的剂量按血肿的最大径计算:直径 1 cm 的血肿用量为 1 mg。如血肿最大径为 5 cm,用量为 5 mg。注入 rt-PA 后夹管 2 h,然后开放导管引流溶解的血肿,不加负压抽吸。用药次数为 1~4 次,所需 rt-PA 的总剂量为 5~16 mg,平均为 9.9 mg。除 1 例外,其余患者的血肿均在 5 天内完全溶解排出,未出现全身性并发症。

四、影响手术效果的因素

(一)出血量

出血量的多少与颅内压、血肿周围脑组织的继发性损害程度等有密切关系。出血量愈大,病情发展愈快,手术疗效愈差。动物(狗)实验发现,脑内血肿量达到颅腔内容量的 8% 时为动物的致死量。在脑室内出血时,血肿量达到 16% 时才是致死量出血。而在人脑内血肿量达到颅内容量的 6%～7% 时可引起昏睡和昏迷,达到 9%～10% 时即可出现脑死亡。一般说来,20 ml 以下的血肿量生存率很高,50 ml 以下的血肿很少引起严重的意识障碍,超过 60 ml 的血肿病死率大大增加,超过 85 ml 的血肿由于原发性脑损害和继发性脑干损害,生存机会非常渺茫,即使患者能够存活,生存质量也很差,多呈植物生存或者严重残废。

（二）出血部位

出血部位较之出血量对预后的影响更大。脑叶出血,因深部神经结构遭受破坏的机会较少,病死率低于其他部位出血。文献报道,脑叶血肿的病死率为 11.5%～32%,即使出血量较大,只要在脑疝前手术清除血肿,预后一般较好,存活患者神经功能的恢复也优于深部血肿。壳核出血,尤其是血肿限于内囊后肢外侧,未影响到丘脑,血肿清除前患者神经功能障碍程度不十分严重者,一般预后较好。由于壳核血肿位于内囊的外侧,内囊受到损害的机会较少,因此手术后如果患者能够生存,则神经功能障碍恢复的机会大于丘脑出血。丘脑出血由于部位较深,出血可能导致深部结构如丘脑和丘脑下部核团及内囊结构的损害,而且血肿易破入第三脑室,导致急性梗阻性脑积水,使颅内压进一步增高,病死率高于皮质下出血和壳核出血。由于血肿位于内囊的内侧,经颞部入路进行血肿清除术时,不可避免地会损伤到内囊的纤维,手术后神经功能的恢复也会较皮质下出血和壳核出血差。脑干出血造成重要神经组织损害更为严重,因此预后最差。

（三）患者的神经功能状况

入院时患者的神经功能状况是病情轻重的体现。尤其是意识水平,更能反映病情的严重程度。意识清醒者往往病情较轻,而深昏迷的患者则可能已邻近死亡。在 Luessenhop 病组中,神志清楚或嗜睡者,内科和外科治疗均无死亡;嗜睡至木僵的患者手术病死率为 8%,内科治疗病死率为 12%;而昏迷的患者手术病死率达 77%,内科治疗的病死率为 100%。

（四）手术距离出血的时间

出血距手术的时间一方面反映了医师对血肿处理的积极态度,另一方面也反映了疾病的严重程度。病情严重,出血量大的患者,一旦被神经外科医师接诊,可能立即手术治疗。而等待时间较长后再行手术治疗的患者,往往是入院时病情较轻,或在观察期间病情仍在进展的患者。在 Imielinski 等经手术治疗的病组中,24 h 以内手术的患者病死率达到 64.7%(22/34),第 2～3 天手术的患者病死率是 45.5%(15/33),第 4～7 天手术的患者病死率为 46.2%(12/26),而第 8 天以后手术的患者病死率为 29.4%(5/17)。

（五）其他因素

患者发病时的年龄、有无严重的心血管疾病和严重的代谢型疾病、是否合并有严重的并发症如消化道出血等,均对手术效果有一定影响。

第四章　缺血性脑血管疾病

第一节　动脉硬化缺血性脑血管病

脑血管病是一种常见病,其致残率和病死率都很高,居人口死亡原因中的前三位。各种原因的脑血管疾病在急性发作之前为慢性发展,一旦急性发作即称为卒中或中风。卒中包括出血性卒中和缺血性卒中两大类,其中缺血性卒中占75%～90%。

一、病因

据有关资料报道,70%～80%的缺血性脑血管疾病并非颅内血管本身引起,而是脑血管以外的栓子脱落进入颅内血管引起栓塞所致,其中颈内动脉狭窄和粥样硬化斑块脱落栓塞颅内血管占60%。北美每年脑缺血性疾病的人群的发病率为0.3%,每年约有60万人发病,其中有40%的患者会出现致命性残废或死亡。

脑缺血的病因可归纳为五个方面:①颅内外动脉狭窄或闭塞。②脑动脉栓塞。③血流动力学因素。④血液学因素。⑤脑血管痉挛。

二、病理生理

脑功能和代谢的维持依赖于足够的供氧。正常人脑只占全身体重的2%,却接受心排出量15%的血液,占全身耗氧量的20%,足见脑对供血和供氧的需求量之大。正常体温下,脑的能量消耗为33.6 J/(100 g・min)。如果完全阻断脑血流,脑内储存的能量只有84 J/(100 g・min),仅能维持正常功能3 min。为了节省能量消耗,脑皮质立即停止活动,这部分能量也将在6 min内耗尽。在麻醉条件下脑的氧耗量稍低,但也只能维持10 min。

脑由四条动脉供血,即两侧颈内动脉和两侧椎动脉。这四条动脉进入颅内后组成大脑动脉环,互相沟通,组成丰富的侧支循环网。颈内动脉供应全部脑灌注的80%,两条椎动脉供应20%。完全阻断脑血流后,意识将在10 s内丧失。

为了维持脑的正常功能,必须保持稳定的脑血液供应。正常成人在休息状态下脑的血流量(cerebral blood flow,CBF)为每分钟每100 g脑50～55 ml[50～55 ml/(100 g・min)]。脑的各个区域的血流量并不均匀,脑白质的血流量为25 ml/(100 g・min),而灰质的血流量为75 ml/(100 g・min)。某一区域的血流量称为该区域的局部脑血流量(rCBF)。全脑和局部脑血流量可以在一定的范围内波动,低于这一范围并持续一定时间将会引起不同的脑功能障碍,甚至发生梗死。

影响脑血流量稳定的因素有全身血压的波动、动脉血中的二氧化碳分压($PaCO_2$)和氧分压(PaO_2)、代谢状态和神经因素等。

三、临床特点

(一)头痛

临床约有一半的病例表现为头痛。但程度不一,与病情的严重程度不成正比。

(二)意识状态改变

轻微脑缺血者可无明显的意识变化,重症者则可发展至深度昏迷。昏迷与脑缺血发生的部位(累及丘脑、中脑和脑干)直接相关。抽搐发作、中毒性代谢紊乱、感染及全身性低血压等均可加重意识障碍。

(三)局灶神经症状和体征

患者表现为发作累及的血管供应区域的典型的局灶症状和体征,值得注意的是,许多患者的临床表现很不典型。

(四)分类

根据脑缺血后脑损害的程度、临床表现,可分为短暂性脑缺血发作(transient ischemic attack,TIA)、可逆性缺血性神经功能缺失(reversible ischemic neurologic deficit,RIND;又称可逆性脑缺血发作)、进行性卒中(progressive stroke,PS)和完全性卒中(complete stroke,CS)。

1.短暂性脑缺血发作(TIA)

TIA为缺血引起的短暂性神经功能缺失,在24 h内可完全恢复。一般是突然发作,持续时间超过10~45 min,有的可持续数小时,但90%的TIA持续时间不超过6 h。引起TIA的主要原因是动脉狭窄和微栓塞。

(1)颈动脉系统TIA:表现为颈动脉供血区神经功能缺失。患者突然发作一侧肢体无力或瘫痪、感觉障碍,可伴有失语和偏盲,部分患者发生一过性黑蒙,表现为突然单眼失明,持续2~3 min,很少超过5 min,然后视力恢复。黑蒙有时单独发生,有时伴有对侧肢体运动和感觉障碍。

(2)椎基底动脉系统TIA:眩晕是最常见的症状,但当眩晕单独发生时,必须与其他原因引起的眩晕相鉴别。此外,可出现复视、同向偏盲、皮质性失明、构音困难、吞咽困难、共济失调、两侧交替出现的偏瘫和感觉障碍、面部麻木等。部分患者还可发生"跌倒发作",表现为没有任何先兆的突然跌倒,但无意识丧失,患者可很快自行站立,是脑干短暂性缺血所致。跌倒发作也见于椎动脉型颈椎病患者,但后者常于特定头位时发作,转离该头位后,脑干恢复供血,症状消失。

2.可逆性缺血性神经功能缺失(RIND)

RIND又称为可逆性脑缺血发作,是一种局限性神经功能缺失,持续时间可超过24 h,但会在3周内完全恢复。神经系统检查可发现阳性局灶性神经缺失体征。RIND患者可能有小范围的脑梗死。

3.进行性卒中(PS)

脑缺血症状逐渐发展和加重,超过6 h才达到高峰,有的持续1~2天才完成其发展过程,脑内有梗死灶存在。进行性卒中较多地发生于椎基底动脉系统。

4.完全性卒中(CS)

脑缺血症状发展迅速,在发病后数分钟至 1 h 内达到高峰,最迟不超过 6 h。

四、诊断要点

(1)病史和神经功能障碍。

(2)脑血管造影:直接穿刺颈总动脉造影对颈总动脉分叉部显影清晰,简单易行。但直接穿刺有病变的动脉有危险性。

脑血管造影可显示动脉的狭窄程度、粥样斑块和溃疡。如管径狭窄程度达到 50%,表示管腔横断面积减少 75%;管径狭窄程度达到 75%,表示管腔面积已减少 90%。如狭窄处呈现"细线征",则提示管腔面积已减少 90%～99%。在造影片上溃疡的形态可表现为:①动脉壁上有边缘锐利的下陷。②突出的斑块中有基底不规则的凹陷。③当造影剂流空后在不规则的基底中有造影剂残留。

脑动脉粥样硬化病变可发生于脑血管系统的多个部位,但最多见于从主动脉弓发出的头臂动脉和脑动脉的起始部,在脑动脉中则多见于颈内动脉和椎动脉的起始部。

对急性期脑缺血(6 h 之内)的病例,超过 75% 的病例可以明确血栓形成或栓塞所发生的血管。

脑血管造影目前仍然是诊断脑血管病变的最佳方法,但可能造成栓子脱落形成栓塞。这种情况虽然并不多见,但后果很严重。

(3)超声检查:超声检查是一种非侵袭性检查方法。B 型超声二维成像可观察管腔是否有狭窄、斑块和溃疡;波段脉冲多普勒超声探测可测定颈部动脉内的峰值频率和血流速度,可借以判断颈内动脉狭窄的程度。残余管腔愈小其峰值频率愈高,血流速度也愈快。经颅多普勒超声(TCD)可探测颅内动脉的狭窄,如颈内动脉颅内段、大脑中动脉、大脑前动脉和大脑后动脉主干的狭窄。多普勒超声还可探测眶上动脉血流的方向,借以判断颈内动脉的狭窄程度和闭塞。

(4)磁共振血管造影(MRA):MRA 也是一种非侵袭性检查方法。可显示颅内外脑血管影像。文献报道,MRA 在诊断颈总动脉分叉部重度狭窄(>70%)的可靠性为 85%～92%。与脑血管造影相比,MRA 对狭窄的严重性常估计过度,由于有这样的缺点,故最好与超声探测结合应用。能够提高与脑血管造影的符合率。如果 MRA 与超声探测的结果不相符,则应行脑血管造影。

(5)眼球气体体积扫描法:眼球气体体积扫描法是一种间接测量眼动脉收缩压的技术。眼动脉的收缩压能够反映颈内动脉远侧段的血压。双侧眼动脉压差 50 mmHg 时,可间接推测颈动脉血流不对称,提示有颈动脉狭窄。

(6)CT 脑血管造影(CTA):静脉注入 100～150 ml 含碘造影剂,然后用螺旋 CT 扫描和三维重建,可用以检查颈动脉的病变,与常规脑血管造影的诊断符合率可达 89%。其缺点是难以区分血管腔内的造影剂与血管壁的钙化,对狭窄程度的估计不够准确。

五、治疗方法

治疗脑动脉闭塞性疾病的方法很多。

（1）内科治疗：阿司匹林是目前最常用的治疗药物。

（2）球囊血管成形术（血管内介入治疗）：血管内治疗有球囊血管内扩张，纠正狭窄管腔和血管内支架治疗狭窄，目前临床应用较多，但血管内治疗动脉狭窄处进一步研究阶段。

（3）狭窄处补片管腔扩大术：补片扩大成形术对主动脉缩窄的治疗有一定的意义。这种手术方法在过去应用较多，但由于术后假性动脉瘤和夹层的发生率较高，目前应用较少。

（4）头臂动脉架桥术：头臂血管狭窄或闭塞引起大脑缺血性障碍病死率很高，对此类病人即使无症状，管腔狭窄50％以上，均应进行重建血运的手术。

（5）颈外-颅内动脉吻合术：适用于基底动脉狭窄或闭塞，并有脑缺血症状，如进展性卒中、短暂性脑缺血发作、腔隙性梗死或体位性脑缺血症状者。

（6）动脉内膜切除术：动脉内膜切除术是切除动脉内膜的外科手术。此手术用于疏通可能被累积斑块堵塞的主要动脉。最常见的接受内膜切除术的动脉是颈动脉（颈部）和股动脉（腹股沟）。

（7）大网膜移植术：大网膜移植术是指采用大网膜移植到受区，修复受区的缺损和功能。临床多采用带蒂的形式移植到受区去，以保存大网膜的血运，达到修复的目的。

第二节　烟　雾　病

烟雾病又称为自发性 Willis 环（大脑动脉环）闭塞症。该病脑血管造影的特点不仅是双侧颈内动脉终末段狭窄或闭塞，而且双侧脑底可见程度不同的异常网状血管。有时一些主要的脑动脉也会出现不显影，如大脑前动脉（ACA）、大脑中动脉（MCA），以及大脑后动脉（PCA）。国际医学界已经积累了很多关于烟雾病的研究结果。在当前的技术条件下，诊断烟雾病已不再困难。

1955 年，日本学者 Shimizu 和 Takeuchi 首次报道烟雾病的脑血管造影情况。1957 年，Takeuchi 认为，烟雾病是双侧颈内动脉发育不良的结果。其后开始有相同的病例报道，均为先天异常或血管肿瘤，这些病例在今天看来都应诊断为烟雾病。1963 年，在第 22 届日本神经外科学术会议上，Shimizu 报道了 6 例烟雾病的脑血管造影资料，奠定了现代医学对烟雾病的认识基础。Shimizu 提出，双侧颈内动脉终末段后天性的、慢性进行性狭窄所造成的侧支循环的新生血管，即脑底的异常网状血管是烟雾病最基本的临床特征。

目前，将典型的烟雾病定义为包括双侧颈内动脉终末段、大脑前动脉起始段、大脑中动脉起始段在内的血管狭窄或闭塞，脑血管造影动脉期，上述部位出现异常的血管网。各国学者一致认为，烟雾病患者的异常血管网是因双侧颈内动脉终末段慢性进行性狭窄所造成的侧支循环，但病因还不明确。

一、流行病学和病理学

烟雾病在日本的发病率为每年 0.35/10 万,男女比例为 1：(1.34～1.5),15 岁以下的儿童与成人之比为 1：1.17。儿童中男女比例为 1：(1.28～2.53),成年人中男女比例为 1：1。发病以 0～5 岁、30～39 岁为高峰。

目前,烟雾病的病因至今尚未阐明,其诊断需要排除动脉粥样硬化、自身免疫性疾病、脑膜炎、脑肿瘤、唐氏综合征、神经纤维瘤病等已知病因引起的烟雾综合征或称类烟雾病。烟雾状血管是扩张的穿通支,可发生血管壁纤维蛋白沉积、弹力层断裂、中膜变薄及微动脉瘤形成等许多不同的病理变化。烟雾状血管亦可发生管壁结构的破坏及继发血栓形成。这些病理改变是临床上烟雾病患者既可表现为缺血性症状,又可表现为出血性症状的病理学基础。烟雾病患者发生颅内出血主要有两个原因。①扩张的、脆弱的烟雾状血管破裂出血。②基底动脉环微动脉瘤破裂出血。烟雾状血管破裂出血主要是由于持续的血流动力学压力使脆弱的烟雾状血管破裂,出血通常发生于基底核区、丘脑及脑室旁区域。

烟雾病血管的病理特征可分为两类,一类是血管膨胀而管壁变薄,可伴发动脉瘤,是脑实质内出血的主要责任血管。另一类是血管壁增厚而致管腔狭窄,甚至闭塞。另外,因血流动力学改变而出现的侧支血管,也是颅内多发出血的责任血管。颈内动脉的狭窄和闭塞主要是动脉内膜增生,表现为弹性纤维增厚,内弹性层弯曲,但没有断裂,间质萎缩变薄,外层没有明显变化,没有炎性细胞浸润,与动脉硬化或血管炎完全不同。在成年患者中有 14% 伴有动脉瘤。可分为两种类型。①周围动脉型,多位于烟雾血管网或其外周部分。②大动脉型,动脉瘤位于Willis 环上,为真性动脉瘤。由于血流动力学的变化,更易破裂出血。

临床首发症状最多见运动功能障碍(包括儿童和成人),其次为颅内出血、头痛、意识障碍、语言障碍和抽搐等。儿童以单瘫、偏瘫、半身瘫痪等为主,提示有脑缺血发生,加上感觉障碍、精神心理障碍等,脑缺血表现可达 85%。在成人中以脑出血为主,脑缺血较少。有家族史的病例占总病例数的 10%。既往病史中以扁桃体炎最常见,另外亦可见到扁桃体后部化脓、颈部以上反复感染,如上呼吸道感染、鼻窦炎及脑创伤等。

二、血管造影的特征性表现

脑血管造影中可见三种烟雾血管。以脑基底烟雾血管最有特征性,是诊断烟雾病的主要依据。

(一)脑基底烟雾血管

Suzuki 等通过对 4 例儿童型烟雾病患儿进行长期随访,其中最长的 1 例长达 18 年 3 个月,多次复查脑血管造影,揭示烟雾病患者脑基底烟雾血管发生、发展的变化规律,提出了烟雾病脑基底血管变化发展的 6 个阶段,即烟雾病脑血管造影的阶段判定标准,为治疗烟雾病奠定了理论基础。按自然病史,烟雾病脑基底血管的变化发展可分为六个阶段。

1.阶段 1(SAS 1)

颈内动脉(ICA)、ACA、MCA 三分叉处变窄,但仅为中度狭窄,无其他异常改变。

2.阶段2(SAS 2)

主要为脑血管扩张阶段,三分叉无继续明显变窄,但其附近开始出现烟雾血管。

3.阶段3(SAS 3)

烟雾加重,MCA、ACA开始消失,脑基底出现典型的烟雾血管,随后由于颈外动脉向脑内供血加强,消失的主要供血血管如MCA、ACA又可以见到。

4.阶段4(SAS 4)

烟雾减少,颈内动脉阻塞累及后交通动脉,PCA也消失,MCA、ACA更加狭窄,烟雾变得粗糙、狭窄,在脑基底形成一个较差的血管网。

5.阶段5(SAS 5)

烟雾缺乏,颅内颈内动脉系统主要脑血管全部消失,烟雾更加减少,残存的烟雾血管主要是位于颈内动脉虹吸部附近,颈内动脉阻塞向下发展累及C_2、C_3段。颈外动脉向脑供血增加。

6.阶段6(SAS 6)

烟雾消失,颈内动脉系统主要脑血管和脑基底烟雾血管一起全部消失,脑组织仅由颈外动脉和椎动脉供血。

经长期随访表明,绝大多数患者可能出现以上六个阶段的变化过程。而成人型病例的长期随访,则显示很少出现这样典型的变化。

(二)筛骨烟雾血管

筛骨烟雾血管主要来自扩张的筛窦黏膜和上鼻道黏膜,其中源于颈内动脉的颅内供血来自眼动脉、筛前和筛后动脉,源于颈外动脉的颅内供血来自颞浅动脉、面动脉及额支、鼻背支、睫状支、巩膜支和脉络膜支等更细小的分支,以及脑膜前动脉。

在患儿中,第5、第6阶段烟雾病血管供血增加,而成年患者的筛骨型烟雾病与基底型在各阶段均不同,可能与成年患者侧支循环开放困难有关。

(三)颅顶盖烟雾血管

患儿有9个位置可以出现烟雾血管,如额极中线区、前囟中央区、前囟外侧区、顶中央区、顶外侧区、顶枕中央区、顶枕外侧区、枕外侧区、横窦中央区。出现率以额极中线区、横窦中央区、枕外侧区最多。成年患者有3个位置没有烟雾病血管,即前囟外侧区、顶中央区和顶外侧区,其他位置与儿童型一致,出现率以额极中线区、前囟中央区、枕外侧区为最多。

颅顶盖烟雾血管是相应位置对ICA系统脑缺血的生理反应,常出现在患儿的第3～6阶段,第2阶段前没有该血管出现。成人患者中颅顶烟雾出现在第4～6阶段,第6阶段时为第4、5阶段的2倍,第1～3阶段没有颅顶烟雾出现。因此,烟雾病患者的最终脑供血为源于颈内动脉的脑底烟雾血管,源于颈外动脉的筛骨、颅顶盖烟雾血管和源于后循环的椎基底系统的血管。

三、血流和脑代谢情况的改变

检测烟雾病的常用手段包括氙增强CT、单光子发射断层扫描(SPECT)、正电子发射断层扫描(PET)等,检测指标包括脑血流量(CBF)、脑氧代谢率($cmRO_2$)、氧摄取分数(OEF)、脑血容量(CBV)及脑血管储备(CVR)等。

患儿发病后若CBF、$CMRO_2$、CBF/CBV和CVR均有降低,CBV和OEF升高,则提示在血流动力学上呈脑缺血状态,可为手术治疗提供客观依据。在成人缺血性脑血管病患者中,脑底出现烟雾血管者与烟雾血管已消失者相比,已闭塞的颈内动脉供血区的脑皮质 CBF、$CMRO_2$、CBF/CBV 及 CVR 等显著降低,CBV 和 OEF 显著升高。烟雾血管消失患者平均的脑血流动力学和脑代谢的参数,除脑白质 CBF 有差异外,其他与正常人无明显差异。表明脑底烟雾血管是脑血流动力学受到严重损害的征象,但与出血性脑血管病之间的关系还不明确。

四、烟雾病诊断及鉴别诊断

烟雾病的确诊主要依靠临床表现和脑动脉造影,须与高血压和动静脉畸形导致的脑出血鉴别。

(1)高血压导致的脑出血:患者有高血压病史,一般老年人多见,脑 CT 表现出血部位以基底核区、丘脑居多,而且愈后多有软化灶形成。

(2)动静脉畸形引起的脑出血:脑 CT 表现为出血部位在脑皮质边缘,且常出现条索状,有的伴蛛网膜下腔出血。

五、治疗原则

由于病因未明,迄今尚无根治性疗法,所以治疗的目标是增加脑供血,减少脑出血,预防再发作。在脑缺血和脑出血的急性期,以对症治疗为主,如保持呼吸道通畅,控制血压、颅内压和预防癫痫发作,预防呼吸道和尿路感染等。对脑缺血发作的患者,应检测脑循环和脑代谢水平,对适于手术治疗的患者进行血管重建手术,目前多数学者主张儿童患者应及时手术治疗。手术的适应证包括:①脑缺血明显,临床症状反复出现。②区域性脑血流量、血管反应和脑灌注储备降低等。对成年出血患者,可根据病情行脑室外引流或血肿清除术,以挽救生命或改善临床状况。但目前关于血管吻合手术对预防该类患者再出血是否有效,还没有明确的结论。

血管重建手术包括直接血管吻合和间接血管吻合。直接血管吻合手术是颞浅动脉-MCA吻合或颞浅动脉、ACA 吻合,术后能马上建立侧支循环,增加脑供血,改善供血效果可靠。但因血管直径细小,手术难度很大。有研究对 45 例出血型患者进行血管吻合,术后血管造影显示供血血管充盈良好,脑供血得到改善,其中 31 例有 1 次出血患者吻合后没有发生再出血,14 例多次出血患者中 7 例再出血。吻合血管充盈良好,但烟雾血管并没有减退,出血发生在吻合血管供血范围以外,提示经血管吻合后能建立良好的侧支供血的病例,可降低出血风险。

间接血管吻合手术是通过将硬脑膜、颞肌、帽状腱膜等与脑表面直接接触,让它们自行简单建立多条供血血管,但在成人患者中间接血管吻合方法,建立侧支循环较为困难,术后临床症状可持续存在,甚至有时需要再次手术。一些学者开始对同一病例采用"直接+间接"或"间接+间接"血管吻合的联合手术方式,使吻合血管覆盖的脑表面积更广,侧支循环建立的机会更多。近年的多数报道均采用联合手术的方式,取得了较好的效果,如 Kashi-wagi 等就对 18 例儿童型烟雾病进行 25 侧分离硬脑膜+脑血管吻合术+脑硬脑膜血管连通术(split DES+EDAS),即首先进行硬脑膜动脉贴附术,开硬脑膜,将含头皮动脉的帽状腱膜与额叶硬脑膜缝合,然后分离脑硬膜血管,将脑膜中动脉附近的硬脑膜分离成内外两层,外层的脏面贴附于脑表面。术后1.5 年全部患者的 TIA 症状消失,无死亡病例,残留可逆的神经缺血症状 3 例,脑梗死 1 例,切伤口延迟愈合 1 例。术后脑血管造影显示,DES 和 EDAS 均与大脑皮质建立了血液循环,最快的 1 例 2 周血管造影时,即见到了血管重建。随访到 6.5 年的患者 16 例,13 例良好,3 例术前就存在精神症状的患者没有得到改善。Saito 等就以 SPECT 观察了患儿手术前、后脑血流的变化,14 例患儿术前均有 TIA 发作,行颞浅动脉 MCA 吻合,以及大脑皮质与颞肌贴附的间接血管吻合(EMS)后,SPECT 结果显示局部脑血流量、局部血管储备明显改善,乙酰唑胺激活和休息状态下的脑供血半定量参数也有明显改进。Kim 等报道 204 例 17 岁以下接受手术治疗的烟雾病患者,其中对 198 例患者进行双侧 EDAS,部分同时行双侧额叶大脑皮质与帽状腱膜贴附的间接血管吻合(EGS),5 例进行单侧手术,1 例 EDAS 后死亡,平均随访 39.3 个月,最长达173 个月,发现 6 岁以下的患儿以脑梗死为首发症状者较 6 岁以上者明显增多,而以 3 岁以下患儿术前发生脑梗死的最多,术后症状性脑梗死发病率为 9.3%,3 岁以上的预后较 3 岁以下的患儿好,术后脑血流动力学改进达 71%～84%。有学者认为,由于患者在自然病程中很可能发生脑梗死,故发现烟雾病后,尽早手术对改善预后有益。

(一)脑缺血型烟雾病的手术治疗

脑血管重建的手术指征:烟雾病患者临床出现缺血症状,在 PET 检查为脑血流灌注贫乏或SPECT 检查脑血流为 2 期血流动力学的脑缺血,均是脑血管重建的手术指征。烟雾病患者出现脑缺血症状,SPECT 显示脑血管储备降低时也应考虑进行脑血管重建手术(证据水平Ⅲ)。为防止出血性烟雾病再出血,即或脑血管储备不降低亦应行脑血管重建手术(证据水平Ⅲ)。脑血管重建手术有两种方式:包括直接脑血管重建手术(搭桥)手术和间接脑血管重建(旁路移植)手术。

1.直接脑血管重建(颅内外血管直接旁路移植)术

Yasargil 于 1970 年首先行颞浅动脉(STA)大脑中动脉(MCA)旁路移植术治疗烟雾病。此后该方法被广泛用于治疗缺血性烟雾病,但在儿童患者中因 MCA 在脑皮质的主要分支细小,直接行血管旁路移植术有一定困难。颅内外血管直接旁路移植术后,颅外动脉血流直接向缺血区脑组织供血,能立即增加脑血流和改善脑缺血症状。术后脑缺血发作或脑梗死消失或减轻。围术期缺血性脑卒中的发病率低,一般在 3.5% 左右。直接旁路移植手术的病死率为0.7%,罹患率为 3.5%～9.2%。术后主要并发症有脑缺血性发作、脑卒中、颅内出血、术区头皮坏死、伤口感染等。围术期最引人注意的并发症为"脑高灌注综合征",特别是手术前有严重脑缺血的患者更易出现,多在术后 2～14 天出现神经功能恶化,似脑缺血或卒中发生,但 MR 弥散成像并未显示新的脑梗死,SPECT 或 PET 检查显示手术侧脑血流增多。上述症状在术后几周后消退,常不遗留永久性神经功能障碍。因此,术前术后脑血流的监测十分重要,对发现灌注过度的诊断有价值。直接旁路移植手术后出现高灌注引起短暂性神经体征恶化的发病率为16.7%～38.2%。研究显示,直接旁路移植手术在烟雾病患者中比非烟雾病患者产生高灌注的发病率高,烟雾病组发生率 21.5%,而非烟雾病组为 0%～4.5%。烟雾病患者易出现灌注过度的确切原因尚不清。有报道称,烟雾病患者软脑膜内血管构造脆弱,如内膜变薄,血管弹力层呈波浪状或折皱状可导致在颅内外旁路移植区周边动脉更脆弱,当血管重建后过度氧化反应也可影响血管的通透性,因而出现短暂性神经体征恶化和(或)出血性并发症等。另外烟雾病患者的硬脑膜、蛛网膜和血液中均有血管上皮生长因子和基质金属蛋白的表达增加,而两者在烟雾病患者中表达的增加,至少部分是血管脆弱和易产生高灌注的原因。STA-MCA 吻合后 MCA 血供可通过软脑膜建立的侧支循环向大脑前动脉(ACA)供血区供血,所以并不需要再行 STA-ACA 吻合术,其仅在 ACA 供血区有明显缺血症状的患者中应用,这种病例是较少的,此时 STA 额支可与 ACA 分支吻合,旁路移植后脑血管造影显示 ACA 供血区血流动力学改善。烟雾病使大脑后动脉(PCA)受累者可达 25%～60%。此类患者是缺血性卒中的高危人群,因为烟雾病患 PCA 是到颈内动脉(ICA)分布区供血的重要侧支循环途径,患者可产生枕叶或颞枕叶脑梗死,此时应行 STA、枕动脉(OA)-大脑后动脉(PCA)旁路移植手术。Meaiwala 等报道 39 例烟雾病 65 次脑血管重建手术治疗,其中有 36 例行直接旁路移植,3 例间接旁路移植,其中 26 例行双侧旁路移植,13 例单侧,共行 65 次手术,手术并发症 8 例(12.3%),包括伤口感染 3 例,无症状脑梗死 5 例,死亡 3 例(1 例死于心肌梗死),2 例手术邻近部位出血。术后平均随访 42.9 个月,5 例术前出血者有 1 例术后 2 个月再出血,术前缺血性发作者,术后 6 例有短暂性缺血性发作(TIA)其他术后功能均改善。术后 2 个月复查单侧旁路移植者 80% 脑血流较术前改善,而双侧旁路移植者 100% 改善。脑血管重建手术治疗烟雾病危险小,可有效阻止以后的缺血性危险,提高生活质量,因此烟雾病一旦确诊,应尽早行血管重建手术治疗。

2.间接脑血管重建(旁路移植)术

间接旁路移植术种类很多,包括脑颞肌贴附术(EMS)、脑颞肌血管连通术、脑硬脑膜血管连通术(EDAS)、脑硬脑膜血管颞肌连通术(EDAMS)、脑帽状腱膜骨膜连通术(EGPS)、脑硬膜动脉血管帽状腱膜连通术(EDAGS)、颅骨多处钻孔,大网膜移植等。间接旁路移植术是用颅外动脉供血的组织为供体,贴附于缺血脑区的脑表面建立侧支,使颅外供体组织向脑缺血区供血,此侧支循环形成较慢,一般需要 3～4 个月,因此在围术期发生缺血性卒中的危险比直接旁路移植手术高,但操作技术相对简单且较安全。文献报道间接旁路移植手术围术期缺血并发症为 4%,直接旁路移植手术为 2%。以往的研究已证实间接旁路移植手术在儿童中 100% 可建立良好的侧支循环,但有 40%～50% 的成人并不能建立侧支循环。另外,侧支循环的建立只有在手术暴露范围内的脑区。

EDAMS 由 Matsushima 在 1979 年首先提出并应用于临床。此手术要分离一部分颞浅动脉并保证其血流通畅,然后将颞肌贴于外侧裂的脑区,切开硬膜和多处蛛网膜,使暴露的血管与肌肉、硬膜与脑皮质接触,并使脑膜中动脉参与侧支循环的形成。此外,尚有使帽状腱膜也参与供血的 EDAGS 等手术。Nakagawara 等利用 SPECT 检查成人烟雾病患者中有高级脑功能障碍者,发现因长期脑血流动力学改变,患者额叶内侧面有不同程度的脑梗死和皮质神经元减少。对额叶缺血明显出现高级脑功能障碍者,间接血管重建手术开颅时应尽量向前包括额叶,侧支循环形成后能够改善该区脑缺血的症状。1980 年后,日本广泛应用间接旁路移植手术治疗烟雾病,有许多回顾性临床研究发现,使用 EDAS,特别是对儿童患者行 EDAS 可有效地建立侧支循环减轻临床症状。但也有一些并不能有效地建立侧支循环减轻临床症状,甚至完全失败的报道。EDAS 后 72% 可产生良好的侧支循环,28% 侧支循环不佳或全无。为了克服间接旁路移植手术的缺点和不足,提高手术疗效,增加侧支循环范围,20 世纪 90 年代早期,有几组报道改进间接旁路移植手术使其增加对 ACA 和 PCA 供血区的血流量。1993 年 Kinugasa 联合应用 EDAMS,从一个单一的间接旁路移植手术发展到多处间接旁路移植手术,如在额叶用 EMAS,

在颞顶区用 EDAS 和 EMS 结合,通过两个开颅行三个间接旁路移植手术,使用 STA 前支和额肌行 EMAS 为额叶供血,STA 后支和颞肌行 EDAS 和 EMS 向颞顶区供血,这样联合间接旁路移植手术不仅能恢复 MCA 区的血供,而且也能向 ACA 或 PCA 流域供血,术后血管造影显示有广泛的侧支循环建立。

3.直接间接联合血管重建手术

20 世纪 90 年代,为了提高血管重建治疗烟雾病的疗效,将直接、间接旁路移植手术联合应用治疗烟雾病。Kuroda 和 Houkin 对 58 例烟雾病行直接间接联合血管重建手术治疗患者随访 10 年,发现术后脑血管造影、SPECT 或 PET 检查显示脑血流动力学在手术侧大脑半球明显改善,未再出现脑缺血症状或出血性脑卒中。Fujimura 等报道了 106 例烟雾病患者,平均年龄 33.1 岁,对 150 个大脑半球行直接间接旁路移植手术联合,随访至少 12 个月,平均为 58.4 个月,随访期无脑血管意外发生为 89.3%,TIA 发生为 8.6%,脑梗死为 0.66%,脑出血为 1.33%。结论显示,直接间接联合血管重建手术治疗烟雾病是安全有效的,术后灌注过度和围术期脑梗死或脑出血是其潜在并发症,加强术后管理和急性期的脑血流检测有助于减少并发症的发生。Kim 等报道 96 例成人烟雾病 134 次旁路移植手术(72 例直接间接联合旁路移植和 62 例 EDAGS),围术期神经系统并发症在联合手术治疗组为 23.9%,在间接旁路移植手术组为 19.7%,围术期并发症常见于联合手术组,但较轻。在联合手术组中有 83.1%手术效果良好,在间接旁路移植组中为 82%。术后 2～18 个月(平均 6.8 个月)复查血管造影,显示侧支循环形成良好者在联合手术组占 80.3%,间接旁路移植组仅为 75.4%($P=0.045$),但两组差异无统计学意义。迄今尚无阻止出血性烟雾病再出血的统一策略,直接血管重建手术后烟雾血管或其上形成的动脉瘤消失或减少,减轻了侧支循环中的血流动力学重担,可减轻或预防再出血的发生,因而再出血和缺血性发作的频率均下降,在缺血性烟雾病直接搭桥术后长期随访再出血比非手术治疗低(证据水平Ⅲ)。另外出血性烟雾病搭桥术后还可防治脑缺性发作等脑血管意外发生,防止出血性烟雾病患者缺血性发作。

外科血管重建对治疗缺血性烟雾病是有疗效的,推荐使用脑血管重建手术(推荐级别 B)。其理由是大量文献已证实血管重建手术能减少缺血性烟雾病患者 TIA 发作频率和降低脑梗死的危险性,能提高生活质量和高级神经活动的长期预后,直接或间接脑血管重建手术或两者的联合均可改善脑血流动力学,达到上述疗效。间接血管重建手术在成人不如直接旁路移植手术有效,但在儿童无论是直接旁路移植还是间接旁路移植手术均可改善预后。血管重建手术可考虑对出血性烟雾病进行治疗,但目前尚缺乏有充分科学依据的临床试验。

4.其他手术方式

治疗烟雾病早期还有颈动脉交感神经切断(PVS)与颈上交感神经节切断(SCG)和大网膜移植等方法,近来报道比较少。

5.术中的注意事项

(1)开颅骨窗的位置。多数报道是在侧裂后部额颞顶交界处开一个骨窗,但根据术前脑血管造影和脑血流动力学检测的结果,也可能会在额叶、颞顶叶 STA 分支的走行区域各开一个骨窗。一个骨窗内可进行多种吻合术式,具体术式因手术医师对患者情况判定和对手术方式的熟悉程度不同而定。

(2)保护已存在的硬膜-脑皮质间自然吻合的血管。烟雾病患者的自然血管吻合可发生于颅缝和颅底等区域的硬脑膜血管和脑皮质血管之间,术前的脑血管造影能观察到发病时已存在的硬膜-脑皮质间自然吻合的血管,显示颈外动脉系统已自发的开始向颅内缺血的脑组织供血,手术时应注意保护这些已存在的侧支循环。开颅时应注意保护 MMA,打开骨窗时应参照血管造影(颈外动脉侧位像)中 MMA 的走向,颞叶基底部 MMA 附近的颞骨最好分块去除。

6.手术并发症

(1)切口脑脊液漏和皮瓣下积液:由于术后关颅时不能将硬脑膜完全缝合(否则会阻断颈外动脉系统的供血),脑脊液会充盈到硬膜外,有发生切口脑脊液漏和皮瓣下积液的可能。

(2)缺血性并发症:TIA 多数在术后 6 个月后消失。

(3)出血性并发症:急性硬膜下血肿有占位效应的应尽快手术清除血肿。慢性硬膜下血肿可钻孔引流,但血肿会阻碍间接吻合手术后吻合血管的形成。

(4)癫痫:多数是短时一过性的癫痫发作,药物可以控制。

(5)皮瓣皮肤缺血性坏死:极少见,需要整形外科协助修复伤口。

7.术后的长期预后

由于烟雾病的具体手术治疗方式很多,而已有的研究报道中病例数多在 20～100 例,有限的例数使得很难评价哪一种手术方式更好。但对于血管吻合手术和非手术治疗两种治疗方式,绝大多数研究认为前者适合于儿童型缺血性烟雾病。第一次手术后临床症状长期无改善者,根据复查脑血管造影和脑血流评价的情况考虑是否再次手术。综合报道显示,目前有 50%～70%的患者术后能长期进行正常社会生活,如上学、工作等;一些患者遗有很轻微的残疾,生活需要他人简单帮助;极少部分患者不能离开他人的帮助,临床症状表现上多为精神障碍及运动、感觉障碍等,如果发生多发脑梗死则预后较差。预后较好者术后远期一些无创检查检测脑血流情况,如 SPECT、Xenon-enhanced CT 等显示大脑中动脉供血区血流明显增加,但术后长期的DSA 资料很少。

(二)颅内出血型烟雾病的手术治疗

出血是烟雾病致死的主要原因。小血肿可行非手术治疗,大血肿可行血肿清除手术,脑室内出血可行脑室外引流,脑室铸型者可先于两侧额角钻孔直接清除脑室内血肿,再持续外引流。出现脑积水者可行脑脊液分流手术,慢性期可行血管吻合手术。进行血管吻合手术有利于降低血管的血流动力学张力。但另一方面,血管吻合手术后脑灌注压明显增高,脑血流量增加,使脑出血的风险同样加大。但从理论上分析,脑组织最终还是会从增加的血液供应中获得益处,因此应在控制风险因素的前提下,为出血型烟雾病进行血管吻合手术。

第五章　颅内血管畸形和脑动静脉瘘

第一节　脑血管畸形

脑血管畸形是指一组脑血管发育异常的先天性疾病,其共性是临床症状相近,均主要表现为颅内出血和癫痫,但在诊断和治疗上又存在一定的差异。目前临床上最常采用的分类是1966年McCormick等根据大宗尸检结果制定的分类方法,主要分为四种类型:①动静脉畸形(动静脉畸形)。②海绵状血管畸形(CM),也称海绵状血管瘤。③静脉畸形(VM)。④毛细血管异常扩张症,其中尸检中以静脉畸形最常见,但在临床上以动静脉畸形为最多见,考虑是由于静脉畸形往往无临床症状而未就诊导致。随着影像学技术的发展,特别是磁共振的出现,静脉畸形的发现率明显增加。血管畸形各类型之间存在着混合类型,如海绵状血管畸形合并静脉畸形,动静脉畸形合并海绵状血管畸形等,其中以海绵状血管畸形合并静脉畸形最常见。

一、脑动静脉畸形

脑动静脉畸形(AVM)是一种先天性中枢神经系统血管发育异常,主要的病理特征是在病变部位动脉与静脉之间缺乏毛细血管床存在,致使动脉与静脉直接相通,形成动静脉之间的短路,从而导致一系列血流动力学上的变化。临床上主要表现为反复颅内出血、癫痫发作、头痛及进行性神经功能障碍等。本病是引起颅内自发性蛛网膜下隙出血另一常见的原因。

Luschka在1854年首先描述了脑AVM。Pfannenstiel(1887)首次在尸检报告中提到了颅内AVM。1898年,Hoffmann首次做出了临床诊断。1889年,Pean施行了首例脑AVM的全切除术。此后Cushing、DamLy及Yasargil等神经外科前辈对脑AVM的手术治疗先后做出巨大贡献。

大宗病例研究分析认为,脑AVM的人群年发病率约为1/10万,其中自发性脑出血平均年出血率为2%～4%。脑AVM病例伴出血的总体发生率为50%,而病死率为10%～15%。Sarvar与McMormick在1978年报告血管畸形患病率为4.05%。他们连续观察4069例尸解,发现了165例脑血管畸形,其中AVM有24例,占全部尸检的0.59%,静脉畸形最多,为105例(占2.6%)。

（一）病理学

1.大体形态

AVM 是由一团畸形血管所组成的血管巢，内含动脉与静脉。多处动静脉直接相连，中间没有毛细血管的过渡，血管巢的大小不等，可自肉眼勉强可见至整个大脑半球均被涉及。大脑的各部位均可发生，但最多见于皮质与白质交界处，呈锥状，其广阔的基部面向脑皮质，尖端指向白质深部，或直达侧脑室壁。有一支至多支增粗的供血动脉供血。引流静脉多呈现扩张、扭曲，内含鲜红的动脉血。在畸形血管之间杂有变性的脑组织，伴有神经元的缺失以及胶质纤维的增生。常有出血的痕迹。上述表现是动静脉畸形的病理特征之一，是区别于血管性新生物的重要标志。病变表面的软脑膜及蛛网膜增厚发白，可有出血后的黄染。畸形血管增粗、扭曲、充满血液，呈鲜红色、扭动状搏动。畸形血管管腔大小不一，管壁厚薄不均，腔内有瘀血，管壁不完整，各层排列紊乱，管腔间可见陈旧性出血或小血肿形成。供血动脉及动脉化的引流静脉即使在显微镜下亦常不易区别。动脉与引流静脉的管壁都显得厚薄不均，管腔内可见有增厚的内膜，有的可引起管腔的部分堵塞，血栓形成亦常可见到。管壁上可见粥样硬化斑及钙化。

脑动静脉畸形虽都有动脉与静脉之间的短路，但由于短路的数量、大小、部位等不同，使血管巢的形态也有很大的不同。Parkinson 等（1980）根据 100 例幕上 AVM 的研究将它分为五类。

（1）多单元型：由多根动脉与静脉组成血管团。其中含有多处 AV 瘘，此型最多见，占 82%。

（2）一单元型：只有一条供血动脉形成一个 AV 瘘及一条引流静脉，多为小型 AVM，占 10%。

（3）直线型：为最简单的畸形形式，有一根或多根动脉直接通入静脉或静脉窦，较少见，患者多为婴幼儿，常见的例子为 Galen 静脉瘤，占 3%。

（4）复合型：由颅内及颅外动脉双重供血，引流静脉亦可引向颅内及颅外，约占 3%。

（5）静脉壁型：少见，单纯由一颅外动脉直接与颅内静脉窦相连，或由一颅外动脉经发出头皮、颅骨、硬脑膜分支后直接导入一颅内大静脉窦，不与脑皮质静脉有任何联系。

1979 年，史玉泉将完整切除的 AVM 灌注塑料后观察，发现随着组成 AVM 的血骨的管径不同，其形态有较大的差异。大体上可以分为以下四类。

（1）曲张型：动脉与静脉均明显扩张、扭曲，缠结成团，动静脉间相互沟通，中间没有毛细血管，甚至微血管也很少，此类型最多见，占 64.6%。

（2）分支型：动脉比较细直，从动脉发出很多细小分支，常较挺直，不太扭曲，与静脉的细小分支直接沟通，引流静脉一般亦不很扩张，扭曲亦不太多，占 11%。

（3）动静脉瘤型：动脉和静脉都很粗大，呈不规则球囊状膨大，由多个动脉瘤及静脉瘤合并组成，占 12.2%。

（4）混合型：由上述三种不同类型混合组成，占 12.2%。动静脉畸形的形态不同可能造成血流阻力的不同，对于患者的临床表现，如出血、癫痫发作、神经功能障碍等的出现都可有不同。

2.分布

90% 以上的 AVM 位于幕上，位于幕下者不到 10%。幕上的 AVM 大多数涉及大脑皮质，深部结构受累者(脑室及基底核)占 10%～15%。胼胝体及其他中线结构受累者占 4%～5%。病变多局限于一侧,左右侧发病基本相等。大脑皮质上的分布以顶叶最多,占 30%,其次是颞叶占 22%、额叶占 21%、枕叶占 10%。

3.显微镜所见

病变由大小不等的血管组成,管壁大多成熟,呈各种不同的切面。动脉中层和弹力层较薄,与静脉难以区别。血管内膜有增生肥厚,有的突向管腔内,使之部分堵塞,血管壁上常有动脉粥样硬化斑块及机化的血凝块,有的血管可扩张成囊状,夹杂于血管之间有变性的脑组织,数量多寡不等,有的因出血而黄染,另有的则因缺血而发生脑梗死。在微观水平,畸形血管管壁欠完整,血管壁各层排列紊乱,胶原纤维断裂,平滑肌纤维不完整,血管内皮细胞因血管收缩而呈圆形或卵圆形。HE 及染色表明,病变血管细胞中,胞核椭圆居中,细胞间紧密连接;血管壁内弹性层完整,平滑肌细胞为纺锤形,胞核杆状与管壁纵轴平行;而畸形血管的内皮细胞呈扁平排列,间隙变宽,胞质内线粒体、核糖体及粗蛋白质网增多,同时可见多个微囊泡散在分布,有的融合成管状,细胞核变大。有研究发现,未破裂的脑动静脉畸形发生血管壁内皮细胞受损,中膜层平滑肌细胞减少,胶原纤维增生,而破裂的 AVM 内皮受损严重,平滑肌明显减少,几乎均为胶原纤维所替代,并高表达内皮生长因子-1(ET-1)。

(二)发病机制

脑动静脉畸形的主要缺陷是病变区的动静脉之间缺乏毛细血管,动脉血直接流入静脉,血流阻力减小,产生一系列血流动力学上的改变,主要为局部脑动脉压的降低、脑静脉压的增高及其他脑血供方面的紊乱。

1.供血动脉的阻力

近年来,供血动脉的阻力(或内部压力)被认为是畸形出血与否的关键性因素之一。尽管大部分供血动脉被认为是低阻力型,但有学者认为,高阻力型的供血动脉较低阻力型更易出血破裂。Spetzler 等研究发现,破裂出血的畸形其平均动脉压及动脉阻力明显增高。1999 年 Norris 等用脑动脉造影剂的稀释时间曲线观察供血动脉压力,发现出血的脑 AVM 造影剂峰值密度出现的时间较未破裂出血的脑 AVM 明显延长,提示该血管内阻力较高。但是目前并未证明动脉系统的血流动力学解剖结构异常与出血风险增高有确切联系。

2.静脉系统病理性变化对脑 AVM 的影响

越来越多的研究者观察到了静脉引流系统对脑 AVM 发展的影响,影响过程是非常复杂。从 AVM 胚胎时期的发生直到出血都有静脉异常在起作用。Mullan 等认为,脑静脉系统的畸形(CVM)并非动静脉畸形的结果,而是成因或者至少互为因果。目前普遍认为在正常脑组织中存在动静脉血管的吻合,即生理性吻合。而 Moftakhar 等发现,静脉结构异常或者静脉系统的阻塞导致静脉系统高压力,而这种高压力会导致动静脉血管的吻合开放并逐渐形成动静脉畸形。同时,静脉系统的高压力还造成了部分脑组织供血障碍,脑组织的相对缺血造成了血管生成因素的激活,相关血管生成因子会促使动静脉瘘的生成,而动静脉瘘又可加重静脉系统的高压力,进而形成恶性循环。

3.畸形血管团的血流动力学结构特点

血管畸形血流动力学分布较为特殊。由于畸形血管团中无毛细血管床、阻力明显减小,动脉供血血流更容易通过,因而脑 AVM 结构内血流速度非常快,可达到 $140\sim200$ cm/s。同时由于供血动脉血流不经过毛细血管床,因此引流静脉内的血流呈现"动脉化",形态迂曲,这些病理性改变造成脑 AVM 的血流量较大,形成了血管的"短路"现象,即大量的血流被分流至阻力较低的供血动脉,而周边正常血管的血流量相对下降,这种现象称"窃血现象"。当脑 AVM 体积较大、血流量增加时,"窃血现象"将更明显。

Yasargil 于 1987 年首先描述了脑 AVM 多巢合一的结构。他将畸形血管团分成了两类。①单巢类,即畸形血管团为一个致密团,包含了一根供血动脉及一根或数根引流静脉。②多巢类,即畸形是由多个单巢组合拼接而成,其间可以有极少量脑实质进行分隔,每个单巢之间可以有或者没有沟通血管。在此理论的基础上,山田等提出使用造影和多普勒超声联合的方法切除畸形血管团,可以有效避免夹杂在单巢之间的脑组织损伤,效果令人满意。复杂的畸形不仅包括了多个单巢的相互拼接,而且还包括了"暗巢",这种"暗巢"结构仅能通过超选择性动脉造影或者序列高分辨率磁共振造影显示。术中如未切除暗巢,其再灌注可使术后造影结果显示畸形残存甚至较术前变大。同时,"暗巢"的再灌注也会造成灾难性的出血及脑水肿。

(三)临床表现

1.出血

出血是比较常见的临床表现,一般多发生于年龄较小的病例,可表现为蛛网膜下隙出血、脑内出血或硬脑膜下出血。发病较突然,往往在患者做体力活动或有情绪波动时发病。患者会出现剧烈头痛、呕吐,有时甚至意识丧失,颈项强硬,Kernig 征阳性。在一项针对 3 094 例脑 AVM 病例的研究中,1617 例(52.26%)就诊时的首发症状为出血。此外,最新研究结果发现,与脑 AVM 出血相关的危险因素包括供血动脉的类型、大小、部位,引流静脉的类型和是否合并静脉瘤,即小型(最大径<3 cm)、较大型(最大径>6 cm)及中型(3 cm<最大径<6 cm)脑 AVM 易于出血,位于深部和后颅窝的脑 AVM 较位于皮质的脑 AVM 易于出血,穿支动脉和椎动脉系统供血的脑 AVM 较皮质动脉供血的脑 AVM 易于出血,有深部引流参与的脑 AVM 较单纯皮层引流的脑 AVM 易于出血,单纯脑 AVM 较合并静脉瘤的脑 AVM 易于出血,合并供血动脉端动脉瘤的脑 AVM 较单纯脑 AVM 易于出血,而引流静脉的数量与脑 AVM 发生出血无相关性。而既往多处文献认为的深部畸形、引流静脉扩张或狭窄、畸形伴发动静脉瘘及合并瘤样变等高危因素未显示出与出血有相关性,但上述高危因素尚待在随访研究中进一步验证。

2.癫痫发作

40%~50%的病例有癫痫发作,其中约半数为首发症状,多见于"窃血现象"明显的 AVM 患者。癫痫大发作与局灶性癫痫发生率几乎相等,精神运动性发作和小发作较少出现。有研究显示,位于额部或顶部,位置越靠近皮层,最大径不少于 3 cm(特别是>6 cm),由大脑中动脉或多个动脉系统供血,由浅静脉或浅深静脉共同引流,术前癫痫史超过 1 年的脑 AVM 越易发生癫痫。对于弥散型脑 AVM,病变所在位置与致痫灶大多相符。AVM 发生癫痫主要有两种学说。一种为动静脉短路学说,即动静脉"短路"使脑组织局部缺血,邻近脑组织胶质样变。另一种为 AVM 对脑组织的刺激作用,即"点火"作用。

3.头痛

60%以上的患者有长期头痛史,可能与脑血管扩张有关。常局限于一侧,类似偏头痛。头痛的部位与病变的位置无明显关系。AVM出血时头痛的性质即有改变,变得比原有的头痛更为剧烈,且多伴有呕吐。

4.进行性神经功能障碍

主要表现为运动或感觉性障碍,约见于40%的病例,其中有10%左右为AVM的首发症状。引起神经功能障碍的主要原因有以下几方面。

(1)"窃血现象"引起的短暂脑缺血发作,常见于较大的AVM病例中,多于患者活动(如跑步、驾车等)时发作,历时短暂,但随着发作次数增多,发作时间越来越长,瘫痪程度亦越来越严重。

(2)伴同的脑水肿或脑萎缩所致的神经功能障碍。见于较大的AVM。特别是当病变有部分血栓形成时,这种瘫痪常长期存在,且随着时间进行性加重,临床上有时可疑为颅内肿瘤。

(3)出血所引起的脑损害或压迫。出现于一次出血之后,当出血逐渐吸收,瘫痪可逐步减轻甚至完全恢复正常。

5.智力减退

多见于巨大型AVM中,属于"窃血现象"的程度严重而导致脑的弥散性缺血及脑发育障碍。有时因癫痫的频繁发作,患者受到癫痫放电及药物的双重抑制的影响,亦会出现智力衰退。轻度的智力衰退在AVM切除后常可逆转,但较重的智力衰退则不能逆转。少数病例以痴呆为首发症状就诊。

6.其他症状

(1)颅内杂音:有些患者自己可以感觉到颅内有同心脏跳动一致的杂音,压迫患侧颈总动脉可使杂音降低或消失。

(2)眼球突出:为较少见的AVM症状。一般见于病侧,特别是颞叶前端的AVM,有较大引流静脉导入海绵窦时,引起该窦内静脉压增高,影响眼静脉的血液回流障碍所致。

(四)诊断与鉴别诊断

1.诊断

对有自发性脑内出血的青少年人患者应首先考虑脑AVM存在的可能,如病史中曾经有癫痫发作,则更应怀疑本病,积极进行辅助检查。头颅CT平扫对脑出血的患者可见边界清楚的高密度血肿或血肿吸收后脑软化灶等,有时在血肿的周边可见有不规则混杂密度区,病灶可以被明显增强。由于磁共振的扫描特性,AVM中的快速血流均显示为无信号阴影,所以磁共振成像呈现为特殊的"流空效应",畸形血管团、供应动脉及引流静脉均因呈黑色而被清楚显示。但AVM的确诊依靠脑血管造影。数字减影血管造影(DSA)可以清楚地显示AVM的位置和大小,特别是显示AVM的主要供血动脉和引流静脉,脑血管造影应行全脑血管造影,充分了解AVM的盗血情况和程度,对于脑膜脑应同时包括双侧颈外动脉造影,显示来自颈外动脉的供血分支。同时脑血管造影可以明确AVM是否合并脑动脉瘤存在及同AVM的关系。

AVM在脑血管造影影像上具有特征性的表现。由于高速血流,在动脉期,甚至动脉早期,可见到一团不规则扭曲的血管团,有一根或数根供血动脉,同时往动脉期可见扭曲扩张的一条或多条引流静脉显影,导入颅内静脉窦。

2.鉴别诊断

脑 AVM 需与下列情况作鉴别。

(1)海绵状血管畸形:也称海绵状血管瘤,是脑血管畸形类型之一,是由众多薄壁血管组成的海绵状异常血管团,这些畸形血管紧密相贴,血管间没有或极少有脑实质组织。临床也表现为反复的脑内出血和癫痫。但脑血管造影阴性,因此过去常把此类病例归入隐匿性血管畸形。头 MRI 是目前诊断 CM 最敏感的方法。在 MRI T_1 加权像上 CM 大部呈等信号,也可呈低信号;但在 T_2 加权像上,呈高信号,而且在高信号之外缘往往有一环特异性的低信号区,为含铁血黄素沉积所致。

(2)脑肿瘤卒中:颅内肿瘤,特别是恶性肿瘤,可以以出血为首发临床表现,因此需与 AVM 做鉴别。部分恶性肿瘤因供血丰富,在脑血管造影上可以表现出异常的染色,但往往没有明确的供血动脉和早期显影的引流静脉。在头 CT 和磁共振扫描,特别是在强化扫描时,往往可以看见肿瘤的影像学特点。

(3)转移癌:如绒毛膜上皮癌、黑色素瘤等也可有蛛网膜下隙出血表现,在脑血管造影中可见有丰富的血管团,有时亦可见早期出现的引流静脉,因此会和脑 AVM 混淆。但转移癌患者多数年龄较大,病程进展快。血管造影中所见的血管团常不如 AVM 那么成熟,多呈不规则的血窦样。在头 CT 和磁共振扫描,特别是在强化扫描时,往往可以看见肿瘤的影像学特点。在肺、肾、盆腔、乳房、甲状腺、皮肤等处可找到原发肿瘤,可与 AVM 做鉴别。

(4)恶性脑膜瘤:恶性脑膜瘤常有丰富的血供,患者可有癫痫发作、头痛、颅内压增高等症状。在脑血管造影中也可见异常染色的血管团和静脉引流显影,但一般无明确的供血动脉及扩张扭曲的引流静脉。而且可见脑膜瘤占位迹象明显。在头 CT 和磁共振扫描,特别是在强化扫描时,往往可以看见肿瘤的影像学特点。CT 扫描可见明显增强的肿瘤,边界清楚,紧贴于颅骨内面,与硬脑膜黏着。表面颅骨有被侵蚀现象,故亦易与脑 AVM 做鉴别。

(5)血管网状细胞瘤(血管母细胞瘤):好发于后颅窝小脑半球内。由于血供丰富,也可以脑内出血为临床表现,需与后颅窝 AVM 做鉴别。此瘤多数呈囊性,瘤结节较小位于囊壁上。在脑血管造影中有时可见供血动脉及引流静脉,但供血动脉和引流静脉出现的时相往往比 AVM 晚。在 CT 扫描中可见有低密度的囊性病变,增强的肿瘤结节位于囊壁的一侧,可与 AVM 相区别。但巨大的实质性的血管网状细胞瘤有时鉴别比较困难。血管网状细胞瘤有时可伴有血红细胞增多症及血红蛋白的异常增高,在 AVM 中则从不见此情况。

(6)烟雾病:该病也可表现为脑内出血,症状可与 AVM 相似,但脑血管造影上具有特异性表现,可见颈内动脉末端和大脑前、中动脉狭窄甚至闭塞、同时可伴有烟雾血管形成和颅内外的侧支循环建立。可以与 AVM 鉴别。

(五)治疗

脑 AVM 治疗的主要意义在于降低破裂出血风险。部分以控制癫痫发作及局灶神经功能障碍进展为目的。脑 AVM 的主要治疗方式包括保守或对症治疗、显微外科手术治疗、立体定向放疗、介入栓塞治疗及多种治疗方式联合。对 AVM 的治疗方式选择可根据患者的年龄、全身状况、既往出血史、病灶分级、病灶弥散程度、是否合并动脉瘤、血流量的高低、治疗获益及风险比和患者的意愿等多方面进行综合评估。

由于不同脑 AVM 破裂出血风险差别较大,浅部、表浅静脉引流的未破裂 AVM 年破裂出血率可低至 0.9%,而深部、深静脉引流的破裂出血 AVM 再破裂出血率为 34%,因此尽管目前无随机对照研究证明治疗获益大于风险,但建议对破裂 AVM 进行治疗干预。2011 年 JAMA 发表的一篇关于脑 AVM 治疗的 Meta 分析,纳入 142 项队列研究及 13 698 例患者,但多数为回顾性研究且无专门的治疗效果评价。结果显示,治疗干预的脑 AVM 总体年住院病死率为 0.68%,年出血率为 1.4%,其中手术切除年病死率为 1.1%,年出血率可降至 0.18%,病变全切率 96%,但术后严重并发症发生率 7.4%。立体定向放疗年病死率 0.5%,年出血率 1.1%,病变全切率 38%,严重并发症发生率 5.1%。介入栓塞年病死率 0.96%,年出血率 1.7%,但病变全切率仅为 13%,术后严重并发症发生率 6.6%。总体而言,包括介入栓塞、立体定向放疗及手术切除在内的治疗干预,可预防脑 AVM 破裂出血,降低死亡率,但可能增加与治疗相关的死亡率和致残率。

1.手术前评估

(1)脑动静脉畸形的自然史:脑 AVM 的自然史研究及 Meta 分析表明,脑 AVM 年平均破裂出血率为 2%～4%,其中未破裂 AVM 年平均破裂出血率为 2.2%,破裂 AVM 年平均再破裂出血率为 4.5%。对破裂 AVM 出血第一年内平均破裂出血风险增高,为 6%～7%,而随后年破裂出血率恢复至往年平均水平。5%～10% AVM 破裂出血后死亡,30%～50% 留有神经功能损伤后遗症。既往有较多研究探讨血流动力学、血管形态学因素及病变临床特点对 AVM 破裂出血率的影响,目前较多接受的观点是既往破裂出血史、深部 AVM,完全深静脉引流,合并动脉瘤为病变破裂出血的危险因素,而部分深静脉引流及性别对破裂出血的影响尚不显著。而传统认为的 AVM 病变较小或老年患者,则出血的风险越高,但现有证据可能并不支持。根据 Staph 等的研究结果,无既往出血史的 AVM,深静脉引流及位置较深两项危险因素全无者,年破裂出血率约 1%;有其中一项者,年破裂出血率为 3%;两项全有者,年破裂出血率为 8%;如有既往破裂出血史,则以上各组年破裂出血率分别为 5%、11%～15%、35%。

(2)病变的分级标准:目前最常用的脑 AVM 分级标准是 Spetzer 及 Martin 于 1986 年制定的,根据脑 AVM 所在区域是否具有明显的神经功能、引流静脉的模式及 AVM 血管团的最大径等三项内容作为评级标准制定的 6 分级方案。首先,根据脑 AVM 所在区域的神经功能、包括感觉运动、语言功能、视觉、丘脑及下丘脑、内囊区、脑干、小脑脚、小脑深部各核等进行评级,凡脑 AVM 紧邻这些区域均记 1 分,否则列为"静区"记 0 分。其次,根据脑血管造影中脑 AVM 的引流静脉分布模式及深浅进行评级,引流静脉中有部分或全部导入深静脉者,记 1 分,否则记 0 分。再次,根据脑血管造影中获得的,经校正系数放大后的血管团的最大径进行评级,其中小型脑 AVM(最大径＜3 cm)记 1 分,中型脑 AVM(3 cm＜最大径＜6 cm)记 2 分,大型脑 AVM(最大径＞6 cm)记 3 分。三项得分的和即为该 AVM 的级别,三项标准共有 12 种组合。其总分最低的只有 1 分,共 1 个,为Ⅰ级。总分最高的 5 分也只有一个,为Ⅴ级,总分为 2 分和 4 分者各有 3 个,分别为Ⅱ级和Ⅳ级,总分为 3 分者共有 4 个,为Ⅲ级。

2011 年,Spetzler 提出简化的三级分类方法,即将Ⅰ级与Ⅱ级的 AVM 合并成为 A 级,Ⅲ级保留为 B 级,Ⅳ级与Ⅴ级合并成为 C 级,这一改进不仅更有助于临床使用,同时还能够提高临床研究中不同病例对照或队列研究比较的统计学检验效能。

在同一时期,我国老一辈神经外科专家在脑 AVM 方面开展了相关工作,并取得了丰硕的成果。其中,史玉泉教授通过灌注塑料铸成立体模塑对脑 AVM 样本按照病变血管形态分类学进行了多年研究,并于 1984 年提出了享誉国内外的"史氏分级法",即将脑 AVM 分为下列四型。①曲张型:曲张的动脉和静脉相互缠绕、动脉和静脉明显扩张、扭曲成团且互相沟通;中间没有毛细血管,微血管少见,内有多处动静脉瘘口。此型占 65％左右。②帚型:动脉如树状,并发出小分支与静脉沟通;引流静脉一般不扩张和扭曲。此型约占 11％。③动静脉瘤型:动静脉明显扩张,形成球囊状瘤样膨大。约占 12.2％。④混合型:为上述三型成分的混合,约占 12％。

2.治疗

治疗的目的在于杜绝病变破裂出血的危险,减少或消除"窃血现象",以改善脑部血供情况。目前常用的治疗方法有手术切除、血管内栓塞和立体定向放射治疗。

(1)脑 AVM 显微切除术:手术治疗一直以来都是脑 AVM 的首选治疗方法,不仅能杜绝出血的后患及脑组织盗血的根源,还可大大降低病变相关癫痫发作的风险。赵继宗教授等通过分析脑 AVM 患者的手术效果,认为显微外科手术技术比传统手术更加安全,可显著减低术后并发症的发生。目前认为除部分位于脑干、丘脑等重要功能区的 AVM 外,手术治疗目前仍为脑AVM 的首选治疗方法。近年来,随着显微手术技术的日臻完善及新技术的采用,脑 AVM 显微切除术的疗效明显提高。

脑动静脉畸形的手术治疗原则是首先阻断主要的供血动脉,降低 AVM 内的压力,然后沿AVM 的周边分离,逐步阻断细小的供血分支,最后阻断主要引流静脉,切除 AVM。但在手术中如何正确判定主要的供血动脉位置,特别是对来自深部的供血动脉,即使是对脑表面的供血分支,有时依靠肉眼也很难做出正确的判断,甚至有时不能准确地区别异常的供血动脉和引流静脉。同时在手术中对 AVM 的边界的判定问题一直困扰着神经外科医生。随着科技的发展,许多辅助技术应用于手术中,使神经外科从显微神经外科进入了微创神经外科时代,明显降低了手术风险,提高了手术的疗效。

1)神经导航辅助显微神经外科切除脑 AVM:自神经导航技术辅助显微神经外科切除脑AVM 以来,先后有超声导航、磁共振导航及全脑血管造影导航(CTA、MKA)获得应用。目前常用的导航技术为磁共振导航及血管造影导航。在 AVM 手术中运用神经导航系统辅助,不仅可以标记主要功能区和传导束位置,而且还可预先标记供血动脉、引流静脉及异常血管团位置。使手术者在手术中不仅可以确定主要供血动脉的位置和 AVM 的边界,同时对邻近功能区的AVM,可以准确定位功能区和传导束的位置,尽可能减少对其造成的损伤,最大限度地保护了病灶周围正常脑组织的脑功能,改善脑 AVM 患者的预后。

神经导航技术对颅内病灶进行精确的三维空间定位并实时动态跟踪靶点,从术前设计最佳的手术入路、制定手术计划到术中通过实时导航帮助术者在显微镜下完成复杂而精细的操作,确保顺利寻找和全切病灶,最大限度地减轻病灶周围的脑组织损伤。

同其他导航辅助神经外科手术治疗一样,术中脑组织漂移是干扰神经导航准确性的最主要因素。以下方法可最大限度降低脑组织漂移对导航手术的影响。第一,术中尽量不用脱水药物;第二,术中避免开放或过早开放脑室系统或蛛网膜下隙,避免脑脊液流失;第三,选取合适的体位,选择脑表面无血管区或脑沟为入路,防止过度牵拉脑组织并尽可能减轻脑组织塌陷。

2)吲哚菁绿血管造影辅助显微神经外科切除脑 AVM:吲哚菁绿造影长期应用于外科学领域,主要用于眼底血管性疾病诊断及肝脏排泄功能评判,自 2002 年作为术中评价脑血流变化的监测手段开始应用于脑血管病外科手术中。

吲哚菁绿是一种近红外荧光三碳菁染料,分子式为 $C_{43}H_{47}N_2NaO_6S_2$,分子量为 774.96,为光吸收增强剂,在激发状态下可发出荧光。固态的吲哚菁绿是暗绿青色或暗棕红色粉末,无臭,遇光与热易变质,在水或甲醇中溶解。当溶解后经静脉注入体内后,立刻和血浆蛋白结合,随血循环迅速分布于全身血管内,高效率、选择性地被肝细胞摄取,又从肝细胞以游离形式排泄到胆汁中,经胆道入肠,随粪便排出体外。由于排泄快,一般正常人静脉推注 20 min 后有 97% 从血中排除,不参与体内化学反应,无肠肝循环(进入肠管的 ICG 不再吸收入血),无淋巴逆流,不从肾等其他肝外脏器排泄。其在血液内的最大吸收波长和最大荧光波长都在近红外区域内,在216 nm、263 nm 与 784 nm 的波长处有很大吸收,通常使用 784~805 nm 这个区间,因为此时组织内在的染色物质对于吸光(红外线吸收)的干扰最小,且波长越长,能量越少,对组织造成的潜在热损伤也就越小。

术中吲哚菁绿造影所需设备为配备了荧光激发及接收装置的显微镜,照明灯光覆盖吲哚菁绿吸收波段,镜头距离术野 15~20 cm 间;为避免红外线可能产生的热效应,记录时间一般不超过 5 min。红外线使用的禁忌证包括出血倾向,高热、活动性肺结核、重度动脉硬化、闭塞性脉管炎等,除了后两者外,与神经外科手术适应证一致。通常将吲哚菁绿 2.5 mg/ml 溶于生理盐水中,将 12.5 ml 上述溶液自肘静脉或大隐静脉注入(补以 5~10 ml 盐水,防止与通路里其他药物发生化学反应)。吲哚菁绿可于注射 10 s 之后至手术区域,持续 15~20 s 后消失。如无血氧变化及过敏反应,可反复使用,间隔时间可缩短至 5 min。

吲哚菁绿造影可清晰显示脑表面畸形血管团、供血动脉及引流静脉分布,使术者在术中可正确地判断血管性质,区别脑表面异常的动脉和静脉,避免误损伤。近年来,一项名为荧光密度分析的术中监测方法被引入到脑 AVM 术中监测过程,即通过对吲哚菁绿荧光造影过程中病变供血动脉及引流静脉的血管荧光强度进行分析后生成彩图,通过色彩梯度区分供血动脉、引流静脉及其血流方向及血流量。同时,可在术中实时生成标定血管荧光密度峰值图表,通过对标定血管荧光峰值大小及峰值出现时间的早晚进行区分,从而准确区分供血动脉、引流静脉及静脉化的动脉。吲哚菁绿造影因其无放射性、成本低、重复性好、不良反应少和易于掌握而广泛应用于脑血管病手术中,但碘过敏者禁用。

3)彩色超声辅助显微神经外科切除脑 AVM:彩色多普勒超声在脑外科手术中同神经导航一样具有影像引导的作用。且该方法具有真正的实时引导作用。最主要的是彩色多普勒超声具有脑血流动力学的检测功能,在脑 AVM 手术中得到了广泛应用。彩色多普勒血流成像是根据像素的多普勒位移产生图像。由于在脑 AVM 病灶中充满着快速流动的血流,与周围脑组织像素位移明显不同,故在超声图像上可见脑实质内呈现特征的多支混乱、无序排列的血管回声影,与周边组织的灰色背景呈现明显的对比,可清晰显示病灶位置和范围,以及与周边结构的关系。彩色多普勒超声在宏观上显示病变常为团块状、网状或不规则形状的大小不等的异常五彩镶嵌样血流成像。对脑 AVM 的判断和观察主要有血管阻力指数(RI)、血流速度和频谱三项指标。阻力系数目前是判断血管属性的常用指标,数值一般高于 0.45 的血管是供应正常脑组织血管,而低于 0.45 的血管可以认为是脑 AVM 病灶血管。脑 AVM 的供血动脉管径常较粗,因低阻和血流速度快,血流动力学表现为动脉样血流频谱,即在舒张末期表现为高流速低阻力频谱;引流静脉则管径粗,血流速度快,血流动力学表现缺乏特征性的频谱特征。病变动静脉间的瘘管常在血流动力学方面表现为血管阻力下降,造成血流量的增加,血流循环时间明显加快,因而出现高流速(血流可高于正常的 2～3 倍)低阻力的多普勒血流特征。在手术中可以通过探测血管的阻力指数、血管频谱和流速来判定血管的性质,同样在手术切除 AVM 后,为防止 AVM 残留,应用彩色多普勒超声对残腔扫描,确定是否有异常的血管存在,判断是否有 AVM 残留。

近年来,超声造影被引入脑 AVM 术中监测过程。所需设备为彩色多普勒超声诊断仪、随机配备编码谐波造影及时间强度曲线分析软件。术中专用凸阵探头及无菌塑料套。使用方法为根据病变部位,常规开颅、去骨瓣,术中专用探头检查时涂耦合剂,外套无菌塑料套,经硬脑膜外或直接在脑组织表面探测。二维及彩色多普勒超声确定畸形血管团位置、深度、大小及其与周边组织结构的关系。彩色及脉冲多普勒超声寻找供血动脉及引流静脉,记录其数目。并在病变切除后了解切除限度。目前常用造影剂为六氟化硫微泡造影剂,用 5 ml 生理盐水加 59 mg 干粉剂配制成六氟化硫微泡悬液,经股静脉以团注方式注入 2.5 ml 超声造影剂,随即尾随注入 10 ml 生理盐水。造影剂经股静脉注射后,立即启动内置计时器,动态观察 1～1.5 min,观察病变整个强化过程,记录供血动脉及引流静脉的数目。相关研究结果发现,超声造影后测量的畸形血管团大小与造影前相比均略有增大,且超声造影还可显示畸形血管团周围的一些小血管,所以能真实反映出病灶的大小。此外,超声造影可反复施行。术中超声造影不但能清晰显示 AVM 的大小,而且其主要优势是能在术中实时动态显示脑 AVM 的血供情况;与吲哚菁绿造影相比,术中超声造影可反映脑 AVM 的深部血流走行情况,且无吲哚菁绿造影的热效应,可作为吲哚菁绿造影的补充。

4)神经电生理辅助显微神经外科切除脑 AVM:影响脑 AVM 术后预后主要有两点。一是损伤功能区,二是病变内部及邻近病变的过路血管受到损伤后出现远隔部位脑组织缺血。侧裂区 AVM 邻近功能区,术后出现感觉运动功能障碍的风险显著增加。此外,在脑组织内存在占位性病变的情况下,脑组织可以"功能重塑"以代偿因占位性病变存在而受损的功能。一般认为,在表浅 AVM 存在的情况下,AVM 周边 1 mm 区域内的脑组织是不具备功能的;AVM 内部的脑组织亦不具备正常功能。而正常脑组织及"功能重塑"后代偿脑组织区域无法通过肉眼识别,同时无法通过其他监测手段予以界定。因此,在显微神经外科手术过程中确定病变邻近功能区范围及监测缺血性事件成为预防 AVM 显微神经外科治疗并发症的关键。

上肢及下肢体感诱发电位分别反映大脑中动脉及大脑前动脉供血区域的血流情况。术中体感诱发电位监测可以通过记录位相逆转判断躯体感觉及运动区域的界限,同时可确定代偿部分初级躯体感觉区域的范围。运动诱发电位可在脑 AVM 术中及时发现血流下降、皮质脊髓束损伤及确定运动功能区范围。对于枕部邻近视觉皮质区的 AVM,视觉诱发电位可在术中准确反映缺血性事件,降低术后出现视觉相关并发症的风险。对于后颅窝 AVM,听觉诱发电位可有效发现后循环缺血性事件,其变化与后组脑神经功能障碍存在较高一致性。因此,术中联合采用体感诱发电位、运动诱发电位及听觉诱发电位可有效预警功能区损伤及缺血性事件的发生。

近年来研究发现,运动诱发电位在脑 AVM 的显微神经外科及介入治疗过程中可实时监测缺血性事件,指导术者采取干预措施,减少神经功能损害的发生。一般认为,运动诱发电位可准确预测运动功能障碍。不可逆的运动诱发电位变化(包括波幅下降和潜伏期延长)预示将要发生偏瘫,而未发生变化的运动诱发电位提示运动功能保护完好。若发生变化的运动诱发电位得到恢复或早期干预,则患者术后仅发生一过性运动功能障碍或无运动功能障碍发生。

(2)血管内介入治疗:随着近年来微创、影像技术、特别是栓塞材料的不断发展,血管内栓塞治疗脑 AVM 越来越受到神经科医师的重视。微创栓塞治疗脑 AVM,包括开颅术前或放射治疗前栓塞,目的是阻断深部供血动脉、闭塞畸形团内高流量的动静脉瘘、闭塞或减小畸形血管团的体积、阻断和降低畸形血管团的血流、减少出血和水肿并发症的发生。

通常情况下,神经介入科医师采用"road-blork"技术注射 Onyx 胶,即微导管头端在畸形血管闭口处,微导管头端通常能阻断血流,然后注射 Onyx 胶。使之逐渐弥散、填充铸型,将畸形血管团全部或部分闭塞,达到治愈 AVM 或减少病灶、减轻临床症状的目的。脑 AVM 是一种复杂的多通道血管畸形,Onyx 胶进入血液后,顺着病灶部位的动力血流方向以及压力梯度向阻力最小的地方渗透。后续注入的栓塞剂可以推着前面的 Onyx 胶继续向前推动和弥散,到达更细小的分支血管,畸形血管团达到满意栓塞效果。当 Onyx 胶反流进入引流静脉或动脉危险吻合口时,停止注胶,等待 2 min,形成铸型。

Onyx 胶的应用使脑 AVM 痊愈性栓塞的可能和比率增加。近年来,应用 Onyx 胶的临床研究结果表明,单纯血管内栓塞治疗脑 AVM 的疗效已提高到 45%～55%,手术前或放射治疗前结合血管内介入治疗,可将放疗和手术治疗脑 AVM 的疗效提高 25%。在使用 Onyx 治疗脑 AVM 过程中,应注意以下几点。①栓塞术前应严格掌握脑 AVM 栓塞治疗的适应证及禁忌证。需要多角度观察或造影,了解脑 AVM 供血动脉血管走行、来源、主要供血动脉及其支数、引流静脉数量及途径,明确畸形血管团大小范围、分布部位、与脑功能区关系等。尽量选择管径大而又允许适当反流的供血动脉为靶血管,并了解微导管的到位情况,微导管最好能进入畸形血管团内,如不能进入,则预留反流长度不超过 2 cm,并确认无向正常脑组织供血的分支。②二甲基亚砜为有机溶剂,因此,必须选用与 Onyx 栓塞系统相容的微导管,生产商 MTI 明确指出,只有其旗下的 Marathon、Rebar、Ultra Flow 三款微导管可用于注射 Onyx 系统。相比较而言,Marathon 导管通过迂曲血管性能略优。③推注速度可根据 Onyx 的弥散情况来调整。通常采用"堵塞和前推技术",实现 Onyx 胶在脑 AVM 血管团内的充分灌注,灌注速度应以不超过 0.16 ml/min 为宜,使 Onyx 胶充分弥散入畸形血管团中,推注速度越快越容易反流。如发现 Onyx 胶向供血动脉方向反流或 Onyx 胶进入主要引流静脉、均应停止注射,等待 30 s 至2 min后,再进行推注,确保 Onyx 胶在畸形血管团内弥散。④预防正常灌注压突破综合征(NTPB),该综合征由 Spetzler 等于 1978 年首次描述。主要由于瞬间将动静脉短路阻断,原处于低灌注的正常脑组织供血动脉的血流量突然增加,加之脑血管长期处在低血流状态下,其自动调节功能失调,不能适应突如其来的血流动力学变化而导致脑水肿、脑肿胀甚至脑出血。其预防措施主要是:对于大型脑 AVM 应分次栓塞,每次栓塞不得超过畸形团总体积的 1/3,两次栓塞应间隔 2 周至 2 个月,术后持续降压 48～72 h。⑤Onyx 胶是非黏附性材料,不会出现粘管现象,但微导管头端处于迂曲细小的供血动脉,长时间注射和 Onyx 胶过度反流,可能发生粘管。术中 Onyx 反流,对治疗结果具有"双刃剑"式的作用。一方面,适度的反流有利于 Onyx 胶向畸形血团内不断地推注,以达到满意的栓塞效果;另一方面,不适当的反流会造成拔管困难,引起严重脑出血,给患者带来生命危险和导致严重的后遗症。因此,需要选择良好的手术视野,以便观察 Onyx 胶的弥散效果和及时发现反流。而供血动脉的迂曲限度,是导致拔管困难的首要因素,通常在畸形血管团注射完毕或反流超过 1.5 cm 时,可以拔出微导管。首先将微导管拉直,逐渐加以拉力,使微导管缓慢脱离 Onyx 团块。若发生粘管,在进行规范的拔管操作后仍然无法拔除,尽量不要再尝试拔管,最好留管于体内,以免牵拉微导管引起血管或畸形血管团破裂出血。

Onyx 的缺点是必须使用与二甲基亚砜兼容的专用微导管,注射前要在振荡机上至少振荡20 分钟,否则钽可能在瓶中沉淀,导致栓塞剂显影不良。Onyx 栓塞脑 AVM 的另一常见并发症为出血;当全脑血管造影发现微导丝刺破血管壁偏离血管走向,并有对比剂外渗时,应立即用鱼精蛋白中和剩余的肝素,Onyx 胶栓塞并封堵出血部位,术后给予相关保守治疗,可治疗局部出血。而当出血量较大时,需开颅清除颅内血肿及脑 AVM。因此,术中操作尽量轻柔,通过旋转三维全脑血管造影选择正确靶血管,充分应用血流漂浮,配合使用微导丝支撑导向,使用脉冲液体注射微管头反弹转向等技术,可以提高微导管到达理想位置。其使用禁忌证如下。①血流量很高的脑 AVM。②仅有细小的深部穿支供血的脑 AVM,如脑干的脑 AVM。③脊髓 AVM。

(3)立体定向放射外科治疗:此技术是根据立体定向原理,利用窄束大剂量射线聚焦于病灶靶区,使血管内皮细胞破坏,管壁内胶原纤维组织增生和纤维化形成血栓,堵塞血管,最终使血管闭塞,治愈脑 AVM。立体定向放射外科的种类有以下四种。①立体定向性回旋加速器氮离子放射外科。②立体定向性回旋加速器 Bragg 峰质子束(光子)放射外科。③立体定向性回旋加速器中子束放射外科。④立体定向性聚焦伽马线放射外科(伽马刀治疗)。

立体定向放疗主要优势在于防止开颅损伤,对手术切除困难或风险较大的病变可考虑立体定向放疗。研究表明病变较小、远离功能区、供血动脉无扩张或仅轻度扩张、病灶周围血管增殖较少的低流量 AVM,立体定向放疗治疗效果较好。病变体积<3 ml 或直径<2 cm,放射治疗成功率高。有报道显示,254 例脑 AVM 伽马刀治疗后 1、2、3 年血管闭塞率分别为 38.8%、71.2%、74.3%。

影响脑 AVM 立体定向放射疗效主要因素包括:①边缘剂量对治疗后脑 AVM 是否闭塞起决定性作用,边缘剂量越高脑 AVM 闭塞率越高。根据瑞典卡罗林斯卡研究院的 1 000 例伽马刀治疗脑动静脉畸形的研究结果,伽马刀治疗后 AVM 闭塞的概率等于 35.69~39.66 xln(边缘剂量)。根据这一研究结果,边缘剂量为 22 Gy,治愈率约 71%,但如果边缘剂量为 14 Gy,治愈率则只有 55%。而如果病变直径>3 cm,立体定向放疗后两年内病变闭塞的概率仅约 16%。但放射治疗剂量过大可能引起放疗性脑白质病变及放射性坏死囊变等治疗并发症增加。②畸形血管团容积,脑 AVM 容积越大,闭塞率愈低,所需的最小治疗边缘剂量愈低。故一般体积巨大的脑 AVM 最佳治疗方案为先行手术切除或栓塞治疗使病变体积变小,再行立体定向放射外科治疗。有学者认为部分脑 AVM 于立体定向放射外科治疗后未闭塞,并非照射剂量低或体积偏大等原因,而是部分病变存在放射生物学耐受,对放射治疗不敏感。此外,治疗前病变血管巢的范围确定不够精确,如病变出血造成部分畸形血管被遮掩或挤压、血肿吸收后畸形血管才显露出来,还有磁共振扫描时扫描条件或脑血管造影的时相及图像选择不当等因素。解决途径是改进定位方法,将 CT、磁共振、脑血管造影及神经导航系统结合起来进行三维定位,提高定位精准度。

　　放射治疗同样存在局限性。由于放射线介导的生物学效应依赖于细胞有丝分裂,因此治疗后可能需 2～5 年时间病变才会闭塞,在这个血管缓慢闭塞的过程中,脑 AVM 仍有可能发生破裂出血。有研究提示在此期间,年破裂出血风险为 2.7%,因此累计出血风险为 5.3%～12.7%。再就是脑水肿也是立体定向放射治疗后常见的并发症,据文献报道,放射治疗脑 AVM 引起脑水肿的发生率可达 53.6%～73.7%,一般多发于蛋白质内,其机制与放射引起脑血管的内皮细胞损伤、栓塞、轴索脱髓鞘病变及畸形血管团闭塞使周围血液循环发生改变有关,大部分脑水肿较轻不出现症状,少数较重的可有相应的临床表现。

　　据文献报告,多数研究人员认为立体定向放射外科治疗脑 AVM 是有效的,但在选择放疗与手术治疗时,应当权衡放疗后两年内持续可能出现的术后并发症的风险与手术治疗当时的短期风险。总体而言,对直径<3 cm 的脑动静脉畸形,目前立体定向放疗可在治疗后两年使 70% 的病变完全闭塞,但有 5% 的患者术后会出现脑功能区的放射性坏死而产生手术并发症,在丘脑或脑干病变中,该比例高达 10%。

二、脑内海绵状血管畸形

　　脑内海绵状血管畸形(CM),也称海绵状血管。

三、脑静脉性血管畸形

　　脑静脉性血管畸形,又称脑发育性静脉异常(DVA),是一种先天性静脉畸形。

四、毛细血管扩张症

　　颅内毛细血管扩张症,又称脑毛细血管瘤,是一种少见的小型脑血管畸形,与脑 AVM、静脉畸形和海绵状血管畸形一起构成脑血管畸形的四种基本血管畸形类型。颅内毛细血管扩张症占颅内血管畸形的 16%～20%。为胚胎期脑血管胚芽异常发育而形成的畸形血管团,显微镜下毛细血管扩张症表现为一堆扭曲、扩张的微血管。管壁单薄、只有一层内膜细胞,缺乏弹力纤维、肌层和纤维组织,管腔内充满红细胞,到处可见有小静脉杂于其间,间质内常杂有神经组织,内含变性的神经元、神经胶质及髓鞘纤维增生。其邻近的脑组织相对正常,无神经胶质增生及钙化。毛细血管扩张症多为直径<2 cm 的多发微小病灶,生长缓慢。可以发生于脑及脊髓的任何部位,最常见的发病部位为脑桥基底部和小脑,脑桥活检中较多见,也可发生于大脑皮层下、丘脑、基底节区,尤多见于中线部位。

　　该病一般比较局限,多数无症状,极少数发生破裂出血后出现症状而被意外发现,也就是所谓的隐匿性脑血管畸形。有症状的颅内毛细血管扩张症极其罕见,若不行病理检查通常无法确诊。虽然症状性颅内毛细血管扩张症多数表现为脑出血,但在各种类型的脑血管畸形中,颅内毛细血管扩张症是出血率及侵袭性最小的一种,属于良性病变。颅内毛细血管扩张症的出血多为慢性少量出血,大出血少见,因好发在脑桥,一旦出血可产生严重症状乃至死亡。颅内毛细血管扩张症常与海绵状血管畸形伴发,后者易出血,故有学者认为海绵状血骨暗形可能是出血的症状原因而非毛细血管扩张症所致出血。有些症状性毛细血管扩张症并无出血表现,或可以合并脑梗死,或无卒中发生,也可有一些表现,如头痛、头晕、耳鸣、听力下降、共济失调、癫痫、面瘫、肢体偏瘫等,但不能肯定颅内毛细血管扩张症与临床症状是否有关。

由于病变较小,常规 MRI 容易漏诊,通常颅内毛细血管扩张症在 CT 和脑血管造影上无异常表现,因此对其影像表现文献报道较少。关于颅内毛细血管扩张症的 MRI 表现,常规 T_1 加权或 T_2 加权图像上多数无异常表现而不能检出,少数于 T_1WI 在平扫 T_1 加权像上表现为低或等信号,质子密度像和 T_2 加权像上为等信号或稍高信号,病灶较小,通常几个至十几毫米大小,可单发或多发,常无占位效应及出血,对比增强 T_1WI 表现为轻度强化,这样就形成典型的筛孔样表现:在不强化的脑实质背景下有许多强化的血管影,而梯度回波序列呈明显的低信号为其特征性表现。对于毛细血管扩张症全脑血管造影可以无阳性发现,也可有以下表现:①出现丛状小血管。②出现消失延迟的毛细血管。③出现伸展扭曲的小动脉。④出现早期充盈的扩张静脉或水母头状的髓质静脉等。

颅内毛细血管扩张症大多数无症状,无须治疗。有症状者可给予对症治疗,若出现破裂出血,则可根据血肿的大小及部位采用保守或手术治疗。此病预后良好,个别脑干毛细血管扩张症出血者预后较差。

第二节　颈动脉海绵窦瘘

颈动脉海绵窦漏(CCF)是指海绵窦段的颈内动脉及其分支破裂,使之与海绵窦形成动静脉的异常交通,也称为颈内动脉-海绵窦瘘(CCF)。多由头外伤引起,偶见由颈内动脉海绵窦段动脉瘤破裂引起。由颈内动脉和颈外动脉的硬脑膜分支血管与海绵窦形成的异常动静脉沟通又叫海绵窦硬脑膜动静脉瘘,多为自发性起病,病因不明,可能与炎症、血栓、外伤、激素改变等多种诱因有关。本节主要讨论颈内动脉海绵窦瘘。

一、海绵窦区的解剖

海绵窦因其中有纤维小梁间隔,很像海绵状而得名。海绵窦分别位于蝶鞍两侧,从眶上裂到颞骨岩尖,长约 2 cm,其中含有颈内动脉虹吸段及其分支,以及动眼神经、滑车神经、展神经和三叉神经的第一、二支(部分三叉神经第二支不进入海绵窦)。在身体内,一般只有相邻的动静脉壁同时受损破裂时才能形成动静脉瘘,而在海绵窦中只要颈内动脉或其分支破裂即可形成动静脉瘘。

(一)海绵窦段颈内动脉及其分支

颈内动脉经颅底的破裂孔入颅后即进入海绵窦。在海绵窦内颈内动脉向内前上走行,分为后升、后曲、水平、前曲、前升五段,然后穿过海绵窦顶进入蛛网膜下隙内。海绵窦内的颈内动脉有以下分支。

1.脑膜垂体干

是颈内动脉海绵窦段的最大分支,存在率为88%~100%,该动脉在颈内动脉后升段或后曲段的内侧壁呈直角向后发出,有三个分支。

(1)小脑幕动脉:向外侧走行,供应邻近的小脑幕,发出分支供应动眼神经和滑车神经,与眼动脉的脑膜支和对侧的同名动脉有吻合。

(2)垂体下动脉:向内下方走行,供应垂体后叶和鞍底的硬脑膜,并与对侧的同名动脉有吻合。

(3)脑膜背侧动脉:穿过海绵窦后侧壁的硬脑膜供应斜坡的硬脑膜和展神经,并与对侧的同名动脉有吻合。

2.海绵窦下外侧动脉

在脑膜垂体干的远侧5~8 mm处由颈内动脉水平段的下外侧壁发出,存在率为66%~84%。供应海绵窦的下外侧壁及卵圆孔和棘孔处的硬膜,在棘孔处与脑膜中动脉的分支有吻合。海绵窦下外侧干是鞍区唯一不直接与对侧同名动脉相吻合的动脉。

3.包膜动脉

在海绵窦下外侧动脉远心端5 mm处由颈内动脉下内侧壁发出,存在率为4%~28%,有以下两个分支。

(1)下包膜动脉:向内侧走行,供应鞍底的硬脑膜和脑垂体前叶,并与垂体下动脉的分支有吻合。

(2)前包膜动脉:向内侧走行,供应蝶鞍前壁的硬脑膜,并与对侧的同名动脉有吻合。

4.眼动脉

眼动脉从颈内动脉海绵窦段的前升段前内侧壁发出,存在率为8%。

5.原始三叉动脉

胚胎时期的原始三叉动脉在成人仍然残存,是4支原始颈动脉-基底动脉吻合中最常见的一种变异,存在率为0.02%~0.6%,在脑膜垂体干的近心侧从颈内动脉海绵窦段的后升段发出,在小脑上动脉与小脑前下动脉之间与基底动脉交通。原始三叉动脉的存在常伴有其他血管异常,占25%,其中14%可发生动脉瘤,动脉瘤破裂后即形成CCF。

(二)海绵窦及其静脉通路

人为将海绵窦划分为五个间隙,即内侧间隙、外侧间隙、前间隙、前下间隙和后上间隙。内侧间隙位于脑垂体和颈内动脉之间,是各间隙之间较狭窄者;外侧间隙位于海绵窦外侧壁与颈内动脉之间;前间隙位于颈内动脉前升段前方的海绵窦,其前端与眼下静脉连接;前下间隙在海绵窦段颈内动脉第一个转折的下方,在此间隙中有展神经;后上间隙在颈内动脉的后上方与海绵窦后部和顶部之间,脑膜垂体干位于此间隙中。

进入海绵窦的重要静脉有眼上静脉、眼下静脉、蝶顶窦静脉、外侧裂静脉、基底静脉。海绵窦的主要引流途径有岩上窦、岩下窦、基底丛和翼丛的硬脑膜静脉。两侧海绵窦之间,从蝶鞍的前壁至后壁,包括鞍膈在内均有静脉连接,这些通过中线的静脉通路叫海绵间窦,典型的海绵间窦分为前后两部分,围绕脑垂体形成环状,故又称环窦。

海绵窦内的血流方向不固定,当发生 CF 时,动脉血涌入海绵窦使窦内压力升高,血液按动脉血注入的部位和海绵窦前间隙是颈内动脉前升段前方类似的三角状狭长间隙,眼上静脉和眼下静脉在此汇入的部位和方向从一条或多条静脉逆向或顺向引流,海绵窦和引流静脉代偿性扩张。不同的引流方向所产生的临床症状不同。如海绵间窦发育良好,一侧病变可能表现为双侧眼部症状。如果患侧眼静脉引流不畅,血流可经环窦向对侧引流,而出现健侧眼部症状。

（三）海绵窦与脑神经

经海绵窦通过的脑神经有动眼神经、滑车神经、展神经和三叉神经的第一、二支。动眼神经和滑车神经都在鞍背外前方、小脑幕边缘的下内侧进入海绵窦的顶部,在海绵窦壁的硬脑膜夹层内走向眶上裂。三叉神经第一支在海绵窦外下方穿入海绵窦壁,在硬脑膜夹层内向前上斜行入眶上裂。展神经单独从斜坡的外侧、岩骨尖内侧经 Dorello 管穿入海绵窦,在颈内动脉与海绵窦的外侧壁之间的外侧间隙内向前走行。发生 CCF 时这些脑神经都可发生瘫痪,而以展神经瘫痪为多见。

（四）海绵窦区颈内动脉分支与颈外动脉分支之间的吻合

眼眶及海绵窦是颈内与颈外两组动脉相交通最丰富的区域。具体的交通是通过眼动脉分支(筛前动脉、筛后动脉、泪腺动脉、睑动脉、内眦动脉、额动脉、额外侧动脉)和颌内动脉分支(脑膜中动脉、颞深前动脉、眶下动脉、蝶腭动脉)以及颞浅动脉分支互相吻合。海绵窦内颈内动脉的分支与颈外动脉的分支多在海绵窦邻近处互相吻合。主要吻合有以下几种。

(1)颌内动脉分支穿过眶上裂进入颅内与海绵窦内颈内动脉的分支吻合。

(2)脑膜小动脉(为脑膜中动脉分支或为颌内动脉分支)通过卵圆孔进入颅内,与颈内动脉的分支吻合。

(3)脑膜中动脉与海绵窦下动脉在棘孔邻近处相吻合。

(4)咽升动脉的脑膜支通过舌下神经管进入颅内,与脑膜垂体干的脑膜背支相吻合。

了解这些颈内、颈外动脉吻合血管的解剖对颈外动脉途径用液体栓塞剂栓塞治疗海绵窦硬脑膜动静脉瘘很重要。

二、分类

按其发生的原因可分为外伤性和自发性两种。外伤性 CCF 约占全部 CCF 病例的 75％以上,而自发性者则不到 25％。按 CCF 盗血量的大小分为高流量瘘和低流量瘘。高流量瘘的特点是颈内动脉接与海绵窦相通,瘘口较大,在脑血管造影中海绵窦的显影早而快,海绵窦有明显的扩张,颈内动脉的远端分支显影不佳或不显影。此种 CCF 症状严重,发展迅速,多见于外伤性造成的颈内动脉破裂形成的 CCF。低流量瘘的特点是瘘口较小,多为颈内动脉海绵窦分支与海绵窦交通,在脑血管造影中海绵窦的显影相对较慢(甚至不显影),可与大脑中动脉同时显影,海绵窦扩张不明显,颈内动脉的远端各分支显影良好。此种 CCF 症状较轻,多见于自发性 CCF。

Barrow(1985)将 CCF 分为四型。A 型,颈内动脉与海绵窦直接相通,是最多见的一种类型,占所有 CCF 的 76％～84％,多数由外伤造成,也可以自发形成,如颈内动脉海绵窦段动脉瘤破裂所致,占自发性 CCF 的 19％。B 型,颈内动脉通过其脑膜支与海绵窦相通,非常少见,占所有 CCF 的 7％。C 型,颈外动脉通过其脑膜支与海绵窦相通,占所有 CCF 的 3％～10％,常见的供血动脉是脑膜中动脉在棘孔上方的分支向海绵窦供血。D 型,颈内动脉弓颈外动脉都有脑膜支与海绵窦相通,是 B、C、D 型中最多见的,占所有 CCF 的 9％～21％,而且常有双侧的颈内外动脉的脑膜血管同时供血。

按病理和治疗的需要可将 CCF 分为直接型、硬脱型和混合型。直接型 CCF,主要为 A 型,包括少见的 B 型,用可脱性球囊或弹簧圈经动脉途径栓塞治疗效果好。硬膜型 CCF,即 B 或 C 或 D 型,是由颈外动脉的脑膜支和颈内动脉脑膜支与海绵窦之间形成的动静脉沟通,也叫海绵窦硬脑膜动静脉瘘,适合经静脉途径插管到海绵窦用弹簧圈和可凝固液体栓塞剂(Onyx)栓塞治疗。混合型 CCF 即直接型和硬膜型同时存在的 CCF,非常少见,常为 A 型 CCF 治疗不彻底逐渐发展而形成,也可采用静脉途径插管用弹簧圈和液体栓塞剂(Onyx)填塞海绵窦治疗。

三、病因

(一)外伤性 CCF

多见于头部伤引起的颅底骨折,尤其是颞骨和蝶骨骨折时,致使海绵窦段颈内动脉撕伤或骨折片刺伤。偶见于锐器或火器伤。颈内动脉壁上有多个瘘口或颈内动脉完全断裂和双侧外伤性 CCF 也有报告。外伤可造成颈内动脉壁挫伤和点状出血而形成假性动脉瘤,破裂后形成 CCF。若动脉壁已有先天性、炎性或动脉硬化性病变,可因轻微的损伤而发生 CCF。Charcot 发现在做尸体的颈动脉加压灌注时可发生海绵窦段颈内动脉破裂。Dandy 和 Follis 推测海绵窦段颈内动脉壁存在先天的薄弱,外伤时可能有一过性血压急剧升高,海绵窦段颈内动脉较其他部位容易发生破裂。有一些外伤性 CCF 是海绵窦段颈内动脉的分支破裂造成低流量 CCF,最常见的是脑膜垂体干破裂。Dandy(1944)报告的一组外伤性 CCF,在可以辨认瘘口位置的病例中,半数以上是脑膜垂体干破裂造成的。此外也有少部分病例为医源性,如经皮穿刺三叉神经节做射频治疗三叉神经痛、因慢性鼻窦炎做蝶窦切开术、经筛蝶窦做垂体腺瘤切除术、用 Fogarty 导管做颈内动脉内血栓摘出术、经颞做三叉神经后根切断术(Frazier 手术)等,都有造成 CCF 的报告。

(二)自发性 CCF

约有 60％的自发性直接型 CCF 有颈内动脉壁中层的病变,包括海绵窦段颈内动脉的动脉瘤、纤维肌肉发育不良(FMD)、Ehlers-Danlos 综合征 IV 型、Marfan 综合征、神经纤维瘤病、迟发性成骨不良、假黄色瘤病、病毒性动脉炎,以及少见的原始三叉动脉残留。

四、病理生理

颈内动脉自破裂孔至前床突被骨性结构及硬膜所固定,颅底骨折所造成的剪力可使海绵窦段颈内动脉撕裂,动脉血经海绵窦进入静脉系统,动脉系统呈现"窃血现象",脉压高,偶有脑出血发生,患者的症状较严重。如果损伤仅在海绵窦段颈内动脉的分支上,属于低流量 CCF。由于动脉壁病变或动脉瘤破裂,以及医源性颈动脉损伤造成的 CCF 多属于高流瘘。在少见的病例中可以是残留的原始三叉动脉破裂或其动脉瘤破裂所造成的 CCF。严重损伤可造成颈动脉断裂,死亡率极高。

五、临床表现

(一)搏动性突眼

当发生 CCF 时,海绵窦内压力明显升高,血流方向逆转,眶内组织的静脉回流不畅而导致充血、渗出和水肿,造成眼球突出,突出度为 4～24 mm,平均 8～10 mm,并可感觉到与脉搏同步的搏动。用手指触摸眼球可感到有搏动和"猫喘"样震颤。突眼多发生于 CCF 的同侧。极少数病例会由于患侧的眼静脉闭塞或变异,动脉血经海绵间窦流入对侧海绵窦,发生对侧眼部充血、水肿、眼肌功能障碍及波动性眼球突出。有时症状可见双侧突眼,多由于海绵间窦发达和瘘口较大,一侧 CCF 的动脉血注入双侧海绵窦,引起双侧搏动性突眼。两侧海绵窦段动脉损伤可发生双侧 CCF,但少见。少数 CCF 患者可无眼球突出,多因为 CCF 的血液不经眼静脉引流。

(二)颅内血管杂音

这是患者最常见的症状,几乎每个直接型 CCF 患者都有,常为首发症状。清醒的患者可听到连续的机器轰鸣样杂音,与脉搏一致。夜间和安静时更明显,使患者难以入睡和休息。听诊时在眼眶、乳突、颞部、额部、颈部甚至整个头部都能听到吹风样血管杂音,压迫同侧颈动脉可使杂音消失或减弱。

(三)眼结膜充血与水肿

因海绵窦内压力增高使眼眶部静脉回流不畅,眶部、内眦部、眼结膜、视网膜甚至面部、额部都可发生静脉怒张,球结膜充血接至出血,组织液吸收不良引起眶内组织水肿、渗出,随着病程的发展,眼球突出逐渐加重,睑结膜水肿外翻,眼睑不能闭合,可导致暴露性角膜炎。

(四)眼球运动障碍

由于Ⅲ、Ⅳ、Ⅵ脑神经受到扩张海绵窦的牵拉和压迫而出现眼球运动障碍,伴行复视,其中展神经最易受累。此外,眶内容物充血和水肿也可影响眼球运动。但如果眼球运动障碍是在外伤之后即出现的,则可能是损伤的直接结果。扩张的海绵窦还可以压迫其前下方的三叉神经第一、第二支而出现角膜和面部感觉障碍。

(五)进行性视力障碍

80%的 CCF 患者有视力减退,约有一半的患者视力严重受损,甚至失明。视力减退的原因是多方面的,其中主要原因是眼球缺血。视网膜和脉络膜由眼动脉供血,眼球内的供血受眼内压(正常为 16 mmHg)的影响,动脉压必须超过眼内压才能进入眼内,眼内压与眼内静脉压相等;眼内的血流速度与动静脉之间的压力差成正比。任何原因使眼动脉压下降和眼静脉升高都会减少眼内的供血。当高流量 CCF 存在时,有严重的偷流、盗血,使眼内缺血,视网膜缺血;大量动脉血逆流入静脉系统,静脉压明显增高,眼静脉回流受阻更进一步使眼内压力升高。又因动脉系统血供障碍,可引起晶体混浊和房水混浊;又因三叉神经第一支受损,角膜感觉障碍,长期突眼可发生暴露性角膜炎、角膜溃疡穿孔,甚至失明。角膜边缘怒张的静脉阻塞了巩膜静脉窦骨引起继发性青光眼;由于眼静脉回流受阻,眼底呈静脉怒张、视盘水肿和扩张的静脉压迫视神经,日久呈现视神经萎缩造成视力障碍。有些 CCF 向眼静脉单方向引流,面静脉侧支循环建立不全,致使眶内急剧升高、患者疼痛难忍,可迅速失明,如果眼压超过 40 mmHg,应考虑紧急手术闭塞瘘口以防永久性视力丧失。如果不能紧急手术,应采取一些辅助的措施以保护视力,

口服 β-肾上腺素能受体阻断剂(乙酰唑胺)、甘露醇静脉输液以降低眼压。

（六）头痛

常见于患病的早期，一般局限于眼眶和颞部，与局部的和脑膜的血管极度扩张有关。另外，三叉神经的第一、二支受到扩张的海绵窦壁牵拉也是引起头痛的原因。体力活动、头部下垂或压迫眼球时头痛加重，压迫同侧的颈动脉可使头痛暂时减轻。

（七）颅内出血和鼻出血

第一例 CCF 伴有颅内出血的病例由 Schweinitz 和 Holloway 于 1908 年报告。在 1920 年，Satller 复习了 322 例 CCF 后报告致命性的脑出血发生率为 1.5%，颅内出血的发生率占 0.9%。少量的鼻出血多数是鼻腔黏膜上的血管扩张破裂所致；大量的鼻出血多为扩张的海绵窦突入蝶窦破裂造成，这种鼻出血可引起失血性休克、死亡。所以，有大量鼻出血的 CCF 病例需要急症手术，闭塞瘘口；本组 150 例 CCF 中两例发生大量鼻出血，其中一例鼻出血 1 500～2 000 ml，血压测不出，紧急介入栓塞瘘口后完全恢复。因海绵窦内血流方向逆转，大量动脉血经蝶顶窦和侧裂静脉涌入脑皮层静脉，因静脉高压而极度扩张的脑皮层静脉可发生破裂导致颞叶血肿或硬膜下血肿，偶见蛛网膜下隙出血，这样的患者也需急诊治疗。

（八）其他神经功能障碍

其他神经功能障碍比较少见，由于颈内动脉的血完全被偷流，使大脑半球甚至小脑及脑干处于长期的缺血引流及静脉瘀血状态，患者可表现为颅内压增高、精神障碍、癫痫甚至出现偏瘫、失语等症状。少数 CCF 向椎管内静脉引流，可造成椎管内静脉高压而引起脊髓功能障碍。

六、诊断

由于眼部症状明显，典型的 CCF 患者诊断不困难，但昏迷或眼眶部科创伤的病例有被延误诊断的可能；低流量 CCF 患者，由于病程发展缓慢，症状轻或不典型，容易被误诊。

头部或眼眶部 CT 可显示眼球突出、眼上静脉增粗、眶内肌群弥散性增厚、眼球边缘模糊、眼睑肿胀、球结膜水肿，增强 CT 可见海绵窦区和扩张的眼上静脉明显增强。由于颅内回流静脉扩张，可显示外侧裂区及额顶区有高密度影像伴有周围脑组织相对缺血而形成脑水肿的低密度区。对于外伤性 CCF，CT 可能会发现颅底骨折压迫颈内动脉和视神经管。

头部 MRI、MRA 检查可示明显扩张的海绵窦、眼上静脉，及其他引流静脉。同时 MRI 对 CCF 偷流造成的脑缺血较敏感，对脑干缺血诊断有帮助。

脑血管造影是诊断 CCF 的金标准。脑血管造影除了可显示 CCF 外，还可以提供下列重要的资料。

（一）瘘口的部位、大小和数目

大量造影剂突然进入海绵窦，使血管影像重叠，很难辨认瘘口的位置。可将造影机器的图像采集调整为每秒 7 帧，做患侧颈内动脉造影，可以看清瘘口的位置，旋转造影的 3D 重建图像对辨认瘘口有很好的帮助，也可采用压迫患侧颈总动脉同时可做椎动脉（侧位）造影，通过后交通动脉逆行充盈瘘口和做对侧颈动脉造影（正位），经前交通动脉显示瘘口。TCCF（外伤性 CCF）单瘘口位于颈内动脉后升段约占 50%，位于水平段约占 40%，位于前升段约占 10%。瘘口直径 1～5 mm，平均直径为 3 mm。

患侧颈内动脉造影,瘘口远侧脑血管往往灌注不良,有13%的直接型CCF漏口远侧的血管完全不显影,属于"全偷流"现象,除了完全偷流同侧颈内动脉的血液,同时还通过前后交通从对侧颈内动脉和椎动脉盗血。遇到此种影像不应误诊为颈内动脉闭塞。

(二)交叉循环试验(球囊闭塞试验,BOT)

交叉循环试验的主要目的是了解病侧颈内动脉需要闭塞对侧能否代偿,在对侧颈内动脉或椎动脉注射造影剂同时闭塞患侧颈总动脉,以便了解CCF,瘘口的大小、位置,同时观察通过脑底动脉环的血循环代偿情况,如果患侧循环时间不延长,或血压降低原血压的1/3,代偿良好,必要时闭塞颈内动脉,引起大脑半球缺血的危险相对较小。

(三)颈外动脉供血情况

硬膜型CCF多为颈内颈外动脉参与供血,主要来自颈内动脉、脑膜支及颈外的脑膜中动脉、脑膜副动脉、咽升动脉,这些动脉与海绵窦底部或海绵间窦相通。这样的病例经动脉途径栓塞很难治愈,而且容易复发,经静脉途径插管闭塞海绵窦效果好。

(四)静脉引流途径

海绵窦的静脉回流通过下述途径到达颈内静脉。由于海绵窦与周围静脉有广泛的交通,CCT的主要引流方向各不相同,并与临床症状密切相关。

1.向前引流

颈内动脉的血液经瘘口进入海绵窦,再经眼上静脉和眼下静脉、内眦静脉、面静脉引流入颈静脉,是较多见的引流途径之一。患者眼部的症状较明显。

2.向后外引流

动脉血由海绵窦经岩下窦或岩上窦及基底静脉丛,经横窦、乙状窦引流入颈静脉。可有耳鸣及后组脑神经症状。

3.向上引流

动脉血由海绵窦经蝶顶窦流入外侧裂静脉,再经上吻合静脉引流入上矢状窦,可使脑表面的静脉扩张,破裂可造成蛛网膜下隙出血或硬膜下血肿。

4.向下引流

动脉血由海绵窦经颅底和颅骨上的导静脉流向翼丛,引起鼻咽部的静脉扩张,容易导致鼻黏膜出血。

5.向后内引流

动脉血由海绵窦经吻合静脉流入基肢静脉,并与大脑大静脉汇合引流入直窦,也可向小脑表面引流。可使脑组织静脉回流障碍而表现为颅内压增高的症状。偶见向脊髓静脉引流造成脊髓静脉高压而出现相应的症状。

6.向对侧引流

动脉血经海绵间窦流入对侧海绵窦及眼静脉,可产生对侧的眼部症状。CCF的静脉引流途径不是单一的,多途径的引流是最常见的引流形式。治疗目的是闭塞瘘口。如为硬膜型CCF,可经静脉途径闭塞海绵窦,但一定要将海绵窦完全闭塞,不能只闭塞其中的眼上静脉或岩下窦,因为有可能使静脉引流发生改变,使动脉血液经脑皮层静脉引流,增加了颅内出血的风险。

七、治疗

(一)治疗目的

闭塞瘘口,保护视力,消除杂音,使突眼回缩,防止脑出血和脑缺血。

(二)治疗原则

闭塞瘘口。争取一次手术达到最佳的治疗效果。如果瘘口闭塞不完全,侧支循环逐渐建立,瘘口处的血管供应会越来越复杂,使原本直接型的 CXF,发展为复杂型 CCF,使进一步治疗变得非常困难。

尽可能保持颈内动脉通畅。因 CCF 的自然病死率及病残率都不高,应以安全、有效的治疗方法为首选,对于采取闭塞颈内动脉的治疗方法应持谨慎态度。如实属必要,则必须做好各种术前的脑缺血耐受实验。但要注意,闭塞患侧颈内动脉近期内没有缺血表现的患者也会随着年龄的增长、动脉硬化等,发生脑缺血的概率比正常人更高,所以,保持颈内动脉通畅非常必要。

(三)治疗方法

直接型 CCF 很少有自然愈合的,如果任其发展,将有 5%～10% 的病例发生颅内出血或大量鼻出血。另外,颅内杂音会使患者难以忍受。大量的盗血可使脑及视网膜缺血,引起脑功能及视力障碍,可因继发性青光眼或视神经萎缩而失明。因此应予以积极治疗。目前治疗直接型 CCF 以动脉途径可脱球囊填塞海绵窦的治疗效果最好。治愈率达 89%～98%。一般情况下球囊到位后颅内杂音立即消失,数小时后结膜充血和水肿明显好转,一周左右突眼可恢复正常。

第三节　硬脑膜动静脉瘘

一、概述

硬脑膜动静脉瘘(DAVF)占脑血管畸形的 10%～15%,古埃及伊姆特赫普莎草纸书曾记载过此类脑血管瘤。1854 年,Hughes Bonnet 发现脑血管畸形,但认为是生长性质;1863 年,Virchow 称脑血管畸形为"吻合的动脉瘤",但否认肿瘤性质病变;1931 年、Sachs 对硬脑膜动静脉瘘进行了第一次详细的描述。直到 1951 年,Verkieot 及 Finder 才引入自发性硬脑膜漏的概念。

DAVF 主要是发生在硬膜上的动静脉短路、动-静脉异常。一般的观点认为,DAVF 为后天获得性疾病。文献中有多种命名,如硬膜动静脉畸形、硬膜动-静脉异常及硬膜动-静脉漏等。这些不同名称一定限度上反映了该病病因不清的现状。临床上常用硬膜动-静脉瘘(DAVF)及硬膜动-静脉畸形(DAVM)描述该病,其病理单位是动-静脉瘘。

DAVF 主要分为两种类型:直接型和间接型。直接型是指较大的动脉与硬膜静脉或静脉窦交通,多见于外伤和动脉瘤破裂,最典型的代表是外伤性颈动脉——海绵窦瘘。间接型是指颈外动脉、颈内动脉、椎动脉等的脑膜支与硬膜静脉或静脉窦的交通,及与软膜静脉的交通,少数供应动脉来自大脑中动脉及大脑前后动脉。Djindjian 与 Merland 等根据超选造影中引流静脉的情况,将 DAVF 分为Ⅰ～Ⅳ型。Barrow 等则依据瘘口大小及供血动脉情况将海绵窦瘘分为 A、B、C、D 四型。

DAVF 患者的自然史差别很大。有些患者无症状,因其他病变造影时偶然发现;有些患者症状很轻微,不治疗或保守治疗症状消失;有些患者症状长期稳定不变;但有相当一部分患者会随着病变血管增加,症状逐渐加重,出现颅内杂音、眼球突出、静脉压增高,乃至颅内出血导致的死亡。

以往常常因为患者症状轻、病情稳定、未到专科门诊或医院就诊以及误诊等因素导致 DAVF 发病率偏低,近年由于生活及社会条件逐步改善,诊断技术水平进步,DAVF 发病率呈逐渐增高趋势。

二、硬脑膜动静脉瘘的发病机制

脑血管发育几经变迁,从原始咽囊附近丛状血管网吻合形成第一、二弓,到最后发育为成人颈外动脉系统,经历了血管新生、退化、融合、残留等无数过程。颅内静脉窦发育也从最初的三个硬膜静脉丛,逐渐向外移位,经历发展、退化、重新组合等复杂过程,形成颅脑静脉窦系统。脑血管发育过程中经常发生变异。这也是 DAVF 形成原因之一。

(一)颈外动脉系统胚胎发育

妊娠 24～28 天,原始神经板形成神经管,前部形成咽囊,这些咽囊周围丛状血管团形成弧形吻合管并与腹侧动脉(VA)及背侧主动脉(DA)交通,形成胚胎第一、二弓状动脉,但第三弓状动脉尚未形成。妊娠 28 天后,第一、二弓状动脉开始退化,残余部分形成腹侧咽动脉(VPA),供应相应的咽囊。原始舌动脉(HSA)也由第一、二弓状动脉残余部发出,穿过镫骨环。VPA 与 HSA 在远心端吻合。妊娠 41～44 天,发育中的颈外动脉(ECA)由第三弓状动脉发出,ECA 逐渐发育并同化近侧段 VPA(小点线状),VPA 开始退化,HSA 远心端被 ECA 远心端融合,HSA 眶上支分出 ECA 的脑膜中动脉(MMA)及眼眶支(ORB),镫骨动脉远心端为颌面干支(MF),再分出眶下支(I)及上颌支(M)ECA 颈外动脉、MA 脑膜中动脉、ORB 眼眶动脉、MF 颌面干支、I 眶下支、M 上颌支。妊娠 56～70 天,VPA 已消失,ECA 兼并镫骨动脉分支,上颌面动脉称为上颌内动脉(IMA)及 MMA 的颅外端;原始镫骨动脉眶上支成为 MMA 的颅内段及 ORB。眼动脉(OA)由 ICA 发出,最后将与 ORB 大部分合并。胚胎舌动脉(HA)即 HSA 干的近心端大部分退化,HA 仅残留一部分成为鼓室动脉,此动脉穿过镫骨环与咽升动脉(APA)的鼓室下支吻合 IMA 上颌内动脉、HA 舌动脉、APA 咽升动脉。

(二)发育成熟的颈动脉

发育成熟颈动脉系统有许多潜在吻合支,这些血管分布变异很常见。

(三)颅内静脉胚胎发育

约在胚胎 26 天出现前、中、后硬膜丛干,分别引流前脑、发育中的脑桥、小脑及延髓等的回流静脉。胚胎 42 天,端脑前部出现边缘窦,前中硬膜丛增大,由一支静脉管连接,同时前、中硬膜丛发出一支血管至耳囊。前、中硬膜静脉丛与端脑、间脑、后脑及脑髓四个区域静脉连接。大约 52 天,三个硬膜丛干退化,后硬膜丛并入乙状窦,中硬膜丛成为耳前窦,原先引流入前丛的小脑幕窦,此时流入背侧的原始横窦。前、中丛退化残余部分形成小脑幕丛,与边缘窦吻合,促使其向前移位,形成上矢状窦。此后大脑半球增大,横窦被推至水平位置,耳前窦一支形成脑膜中静脉,经岩鳞窦干入乙状窦,乳突、枕髁、舌下导静脉、面部、眶与静脉交通。胚胎 90 天,胎儿颅脑静脉系统具备相当程度成人的特点,下矢状窦入直窦,大脑内,基底静脉,经大脑大静脉入直窦,小脑幕丛向远心端延伸变细,形成岩上窦,与横-乙状窦交界相连。颅内静脉窦形成过程变异很多。Osborn 指出,成人颅脑静脉窦表现正常者仅为 45%～50%,两侧横窦发育不对称为 35%,一侧窦发育不良者占 5%～20%,直窦发育不正常者为 15%。无论动脉和静脉发有异常都可能产生 DAVF。

（四）病理改变发现

在成人病理标本,硬膜残留动静脉通道,在窦附近更为显著,提出胚胎性瘘交通可能为发生 DAVF 的病理基础,而硬膜小动脉与静脉的交通,似乎是 DAVF 的病因之一。

三、硬脑膜动静脉瘘的分类

研究 DAVF 的病理,临床表现时经常提到 DAVF 的分类,同时不同类型的 DAVF 治疗方法与预后不同,现将 DAVF 几个主要分类介绍如下。

（一）良性和进行性

DAVF 临床表观差别较大,有些患者无明显症状,甚至无症状,因其他原因行影像学检查时发现,而另外一部分患者症状严重,且为进行性加重,神经系统缺损,颅压高,颅内出血。其归宿差别很大,前者部分人可能自愈,后者可能因颅压高、出血而死亡。故有人提出将 DAVF 分为良性及进行性。

（二）狄贞迪（Djindjian）与梅兰（Merland）等分类

Djindjian 与 Merland 根据 DAVF 引流静脉分布、流向及形态,将其分为四级。戈宾（Gobin）与霍特（Houdort）在 Djindjian 与 Merland 分级的基础上做了补充及修正。1995 年科尼亚尔（Cognard）在 Djindjian 与 Merland 分级的基础上再一次修正与补充,将 DAVF 分为 5 级 7 个类型。Cognard 分级比较详细,但仍以引流静脉的分布、流向及形态为基础。目前 Cognard 分级已被多数学者所采用。伯顿（Borden）将颅脑和脊髓 DAVF 分为三种类型,包括三个亚型、Borden 也是以引流静脉的情况为分级的基础,不过 Borden 将颅脑和脊髓 DAVF 分开,并把单瘘口和多瘘口分开。

（三）巴罗（Barrow）DL 分类

Barrow 根据解剖及血管造形颈动脉及分支与靶点的关系将颈动脉-海绵窦瘘分为四型:A型,颈内动脉-海绵窦直接交通（多见于外伤及动脉瘤破裂）;B 型,颈内动脉分支与海绵窦交通;C 型,颈外动脉分支与海绵窦交通;D 型,即 B+C 型。Barrow 分类仅用于海绵窦区病变,实际上 Barrow B,C、D 三型是海绵窦 DAVF。

（四）根据 DAVF 部位分类

DAVF 位于不同部位,临床表现、治疗方法、预后均不同。卢卡斯（Lucas）等根据他们的病例及收集的文献共 258 例,将 DAVF 分为 6 种类型。包括横窦-乙状窦（64 例）、小脑幕裂孔（66 例）、海绵窦（67 例）、前颅凹（23 例）、上矢状窦（28 例）、中颅凹（10 例）。米尔诺（Mironor）

根据病变部位及病理情况将 DAVF 分为五型。①硬膜窦型。②海绵窦型。③Gala's 系统。④颅底静脉丛型。⑤窦附近皮层静脉型。有人提出将 DAVF 分为后颅凹型、儿童型及多发型等。Mironor 报告了 DAVF96 例的位置:硬膜窦 39 例(40.6%)、海绵窦 29 例(30.2%)、Gala's system 10 例(10.4%)、颅底 9 例(9.4%)、窦附近皮层静脉 9 例(9.4%)。Lucas 收集英文文献及自己的病例 248 例,DAVF 部位:横窦-乙状窦 64 例(25.8%)、小脑幕 66 例(26.6%)、海绵窦区 67 例(27%)、前颅凹 23 例(9.3%)、上矢状窦 28 例(11.2%)、中颅凹 10 例(4%)。多数文献报告,海绵窦区及横窦-乙状窦区发生率较高。

四、硬脑膜动静脉瘘的流行病学及临床表现

DAVF 病因不清楚,常为自发性。DAVF 占 AVM(动静脉畸形)的 10%~15%。男:女为 1:2,海绵窦区、横-乙状窦区女性比例较大,相反前颅凹、中颅凹及小脑幕,男性多于女性,DAVF 自然史差别很大,一部分患者为良性,无明显症状,因其他原因脑血管造影偶然发现,其中部分患者其 DAVF 终身无变化,部分患者的瘘自然消退闭合,最后窦及窦腔血栓纤维化而自然消失。但多数患者的 DAVF 随时间流逝,供应血管逐渐增加,症状愈加严重。

婴幼儿 DAVF 可表现心力衰竭、颅内杂音、头部增大、头皮静脉扩张。成人最常见的症状为搏动性耳鸣、头痛等。进行性 DAVF,由于静脉压力增高,和脑脊液吸收障碍,引起颅内压力增高,其症状包括恶心、呕吐、突眼、上睑下垂、视力减退、视盘水肿、小脑扁桃体下疝、癫痫发作及神经系统其他损害。由于动脉盗血及静脉瘀血,患者可表现三叉神经痛、暂时性缺血性发作性偏瘫、失眠、失明、语言障碍,还可能出现脑干缺血而步态不稳、帕金森综合征,甚至进行性智力下降。

进行性发展的 DAVF 如不及时治疗,死亡率高达 30%,主要原因为颅内出血,出血最常见于脑实质,并可伴有脑室出血、蛛网膜下隙出血,甚至发生硬膜下血肿。

Award 及其同事对进行性发展的 100 例及良性 277 例 DAVF 的部位及血管造影特点做比较,没有哪个部位可以不发生进行性的 DAVF,横窦-乙状窦、海绵窦都可以发生,小脑幕及前颅凹的 DAVF 常为进行性。小脑幕及前颅凹的 DAVF 常经皮层静脉引流,因此出血的危险性很大,Cognard 等发现 DAVF 的临床症状是否也进展与血流状态有关,静脉血流为顺行(即静脉窦压力不高)很少有进行性症状,而当静脉窦或皮层静脉为逆行血流时,DAVF 进行性症状的比例增加,当 DAVF 引流直接进入皮层静脉或形成静脉扩张,其进行性症状与出血率分别为 97% 及 66%。

Wilinsky 等报告,软膜静脉迂曲、扩张,表示静脉瘀血,无论有无 DAVF 血反流都有出血的可能,如伴有进行性症状,特别容易出血。DAVF 出血可能与其解剖、血液动力及血管退行性变等诸多因素有关。DAVF 出血率为每年 1.8%,伴皮层静脉引流者出血率较高。引流静脉远心端狭窄及小脑幕病变更容易出血。DAVF 再出血率文献报告不一致,Duffau 等报告,2 周内再出血率为 35%。

参考文献

[1]丁德武.现代神经外科疾病诊疗与护理[M].长春:吉林大学出版社,2018.

[2]胡佳,仲维琳.实用神经外科诊疗进展[M].上海:上海交通大学出版社,2019.

[3]黄伟,方丹东,赵东宁.神经外科诊疗基础与技巧应用[M].长春:吉林大学出版社,2022.

[4]江涛.神经外科学[M].北京:人民卫生出版社,2023.

[5]李彩.现代神经外科手术治疗精要[M].长春:吉林大学出版社,2019.

[6]李良民,赵序元,王京录.精编神经外科疾病诊疗学[M].西安:西安交通大学出版社,2016.

[7]梁旭光.现代神经外科学[M].北京:科学技术文献出版社,2017.

[8]刘立军.神经外科诊疗常规[M].西安:西安交通大学出版社,2017.

[9]刘媛,孟祥喜,孙君昭.神经外科疾病预防与救治关键[M].长春:吉林大学出版社,2022.

[10]鲁军体.临床神经外科诊疗精要[M].西安:西安交通大学出版社,2016.

[11]栾雷.现代神经外科诊疗学[M].西安:西安交通大学出版社,2017.

[12]裴本根.实用神经外科疾病诊疗学[M].上海:上海交通大学出版社,2018.

[13]乔世玲.神经外科手术治疗基础与进展[M].长春:吉林大学出版社,2022.

[14]孙彬.现代神经外科学[M].哈尔滨:黑龙江科学技术出版社,2021.

[15]王文福.神经外科诊疗学[M].长春:吉林科学技术出版社,2018.

[16]吴浩,庄恺,罗魁.神经外科学与临床路径分析[M].长春:吉林大学出版社,2019.

[17]徐绪昌.新编临床神经外科诊疗学[M].西安:西安交通大学出版社,2016.

[18]张秋生,万勇,黄贤键.神经外科微创技术精要[M].上海:上海交通大学出版社,2019.

[19]赵继宗.神经外科手术精要与并发症[M].北京:北京大学医学出版社,2017.

[20]周晶.实用神经外科护理手册[M].长春:吉林大学出版社,2020.

[21]朱超.现代神经外科手术治疗[M].长春:吉林大学出版社,2019.